AF546468

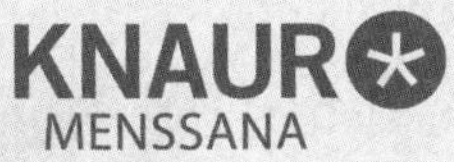
KNAUR
MENSSANA

Lucia
Schmidt

Das RückenHeilbuch für Frauen

Die weibliche Anatomie verstehen und die Rücken-Gesundheit nachhaltig stärken

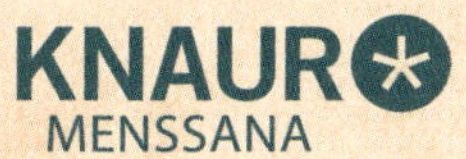

Die in diesem Buch vorgestellten Übungen wurden von der Autorin und dem Verlag sorgfältig geprüft und haben sich in der Praxis bewährt. Dennoch kann keine Garantie für das Ergebnis übernommen werden. Der Verlag und die Autorin schließen jegliche Haftung für Gesundheits- und Personenschäden aus.

Besuchen Sie uns im Internet:
www.mens-sana.de

Aus Verantwortung für die Umwelt hat sich die Verlagsgruppe Droemer Knaur zu einer nachhaltigen Buchproduktion verpflichtet. Der bewusste Umgang mit unseren Ressourcen, der Schutz unseres Klimas und der Natur gehören zu unseren obersten Unternehmenszielen. Gemeinsam mit unseren Partnern und Lieferanten setzen wir uns für eine klimaneutrale Buchproduktion ein, die den Erwerb von Klimazertifikaten zur Kompensation des CO_2-Ausstoßes einschließt.
Weitere Informationen finden Sie unter: www.klimaneutralerverlag.de

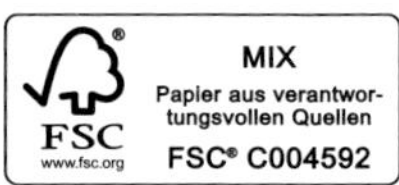

Originalausgabe 2022
Knaur MensSana
© 2022 Knaur Verlag
Ein Imprint der Verlagsgruppe Droemer Knaur GmbH & Co. KG, München
Alle Rechte vorbehalten. Das Werk darf – auch teilweise – nur mit Genehmigung des Verlags wiedergegeben werden.
Redaktion: Anke Schenker
Covergestaltung: atelier-sanna.com, München
Coverabbildung: © Nele Martensen
Abbildungen im Innenteil: Alle Übungsfotos von simon + kim werbefotografie.ch gmbh
S. 35 Interfoto unter Verwendung von medicalstocks/Shutterstock.com
Alle übrigen Abbildungen von Shutterstock.com
Satz: Adobe InDesign im Verlag
Druck und Bindung: Firmengruppe APPL, aprinta druck GmbH, Wemding
ISBN 978-3-426-65903-8

5 4 3 2 1

Inhalt

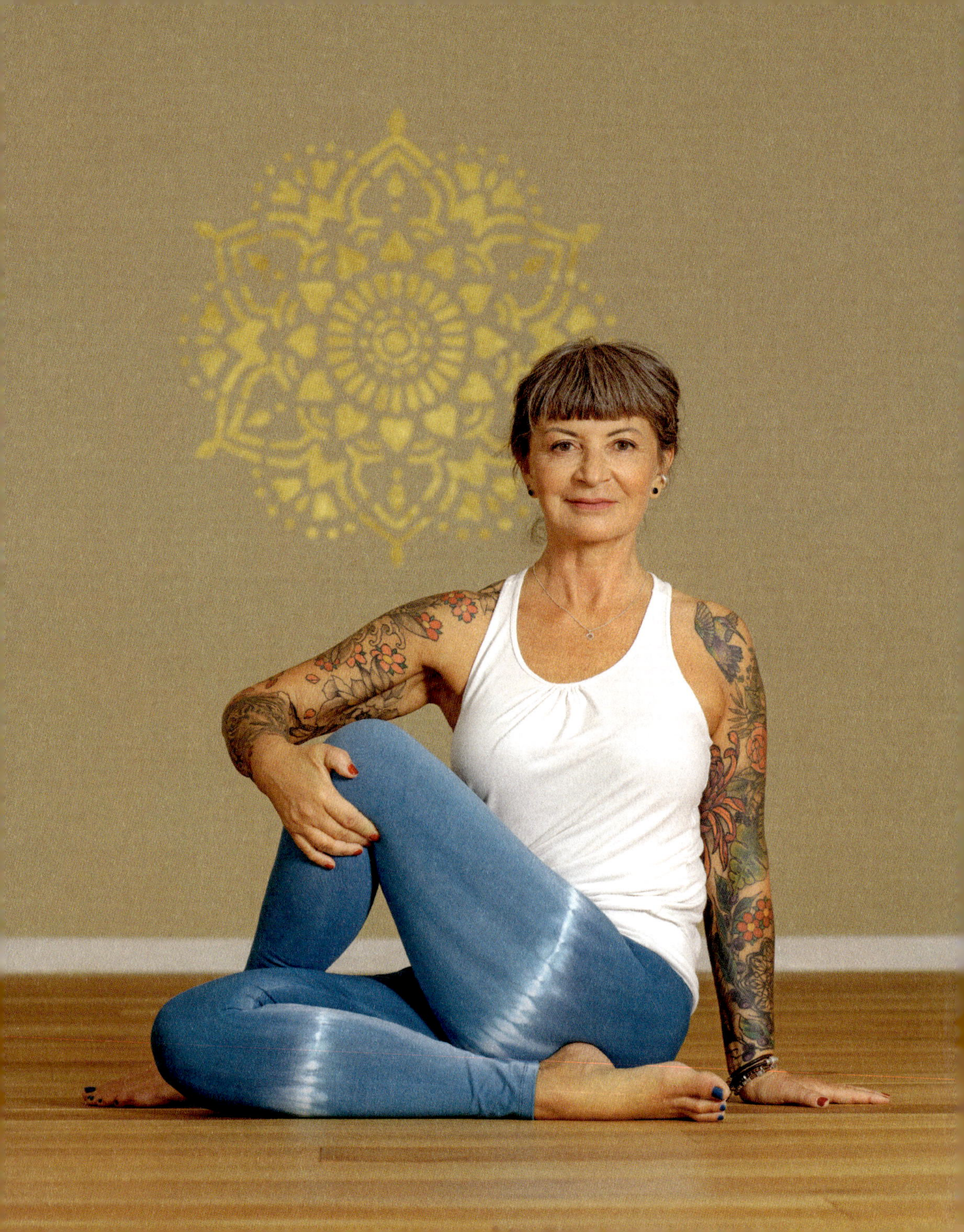

Vorwort

Viele Jahre war ich von Rückenschmerzen selbst betroffen und der klassische Ansatz in der Therapie hat mir nicht nachhaltig geholfen. Zum Glück bin ich Menschen begegnet, die einen etwas weiteren, ganzheitlicheren Blick hatten und die mir Hinweise gaben, sodass ich selbst begann, an mir zu forschen und auszuprobieren.

In diesem Buch teile ich meine Erfahrungen und Erkenntnisse mit dir. Die Informationen haben keinen Anspruch auf Vollständigkeit. Ich will dir Impulse und Inspirationen geben, mit denen du dich auf deinen ganz eigenen Heilungsweg machen kannst.

Neben Übungen, die deinen Rücken beweglich halten und stärken, werde ich dir auch zeigen, wie du dich mit einer gezielten Faszienmassage innerlich aufrichten kannst. Zudem mache ich dich auf Bereiche aufmerksam, die gerade für uns Frauen wertvoll sind und die in der klassischen Rückentherapie nicht angesprochen werden.

Meine Herangehensweise ist eine integrale, die die Persönlichkeitsstruktur, die Psyche und das Leben mit einbezieht. Das hat sich auf dem Weg der Heilung und Genesung jeder einzelnen Frau als besonders wirksam gezeigt.

Eine Übungspraxis soll intelligente Impulse setzen, die einen wirksamen Ausgleich zu den Belastungen des Alltags schaffen. Die Faszien-Yoga-Übungen nehmen den Rücken in den Fokus. Ich habe sie auf der Grundlage der neuen Studien und Forschungsergebnisse über das Fasziengewebe sowie der daraus resultierenden Empfehlungen entwickelt. Einen großen Einfluss haben auch die neuesten Erkenntnisse über die hormonellen Phasen bei uns Frauen und wie sich diese auf das Muskel-Faszien-System bzw. unser Trainingsprogramm auswirken. Das ist ein recht neues Gebiet in der Sportwissenschaft und ich freue mich, meine Erfahrungen mit dir zu teilen. Ich erkläre dir, wie du dein Übungsprogramm an die jeweilige hormonelle Phase anpassen kannst, worauf du achten solltest bzw. wie du dich nach der Menopause unterstützen kannst.

Die Übungen in diesem Buch beruhen auf einigen einfachen und gleichzeitig enorm wirksamen Prinzipien: bewusstes Atmen, gerichtete Aufmerksamkeit und gezielte Bewegungsimpulse. In Bezug auf den Rücken bedeutet das, dass wir auf der physischen Ebene das über- bzw. fehlbelastete Skelett-Muskel-Faszien-System mit gekonnten Impulsen in eine anatomisch günstige Ausrichtung bringen, es mobilisieren, stärken und lösen, damit mehr Leichtigkeit entstehen kann. Auf der geistig-emotionalen Ebene gönnen wir unseren Sinnesorganen eine Pause, schaffen einen Raum, um aus dem permanenten Strom der Gedanken auszusteigen, und verankern uns im gegenwärtigen Moment.

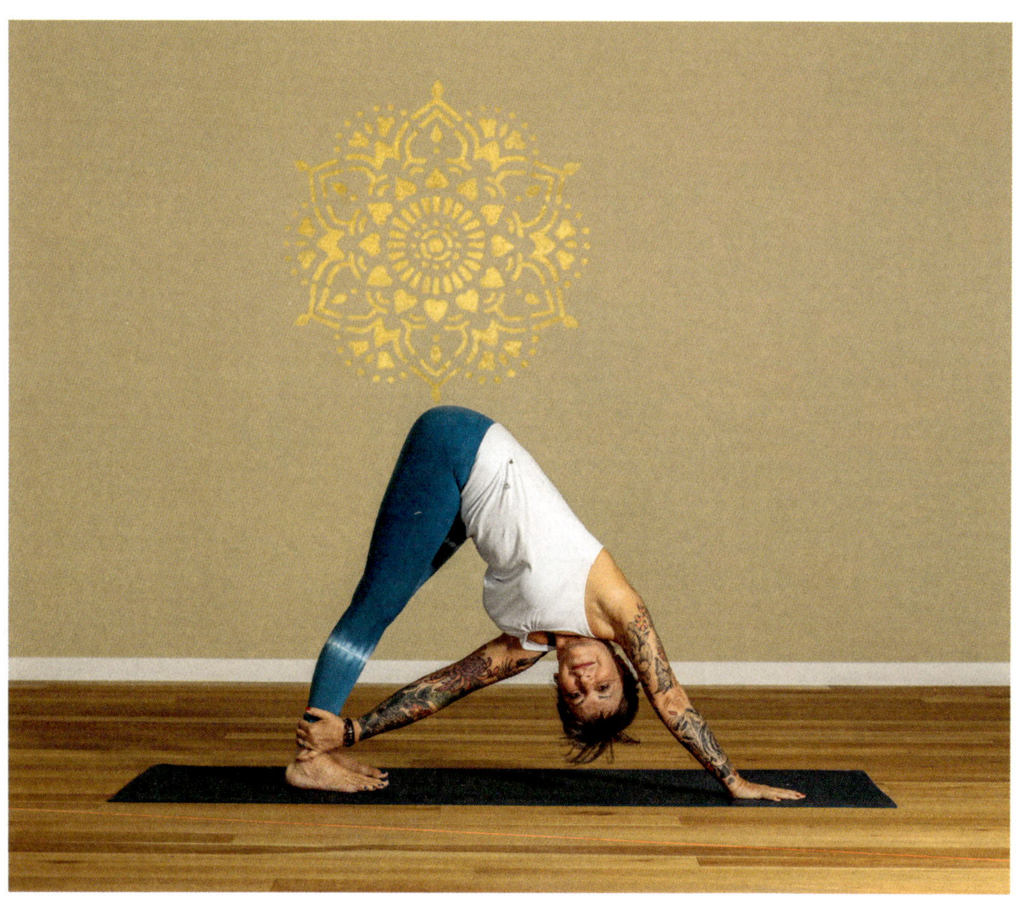

Yoga als Schlüssel für Gesundheit

Yoga ist so ein großartiges Fundament für all das, was ich vorgängig beschrieben habe. Er bietet ein breites Spektrum an Übungsmethoden, die zu mehr Lebendigkeit, Klarheit, Stille, Freude und innerer Weite führen. Es geht also sowohl um Entspannung und Loslassen als auch um Lebendigkeit und Kraft. Eine Schlüsselfunktion nimmt der Atem ein. Er hilft, achtsam und präsent im Hier und Jetzt zu bleiben. Im Körper. Er verbindet äußere Übungen mit dem, was im Inneren passiert, und hilft, Muster zu erkennen, durch die wir uns oft im Weg stehen. Er schenkt uns Körperbewusstsein, sodass wir spüren können, was hilft und was nicht. Was günstig ist und was nicht. Mit den Atemübungen schenkt er uns eines der wirksamsten und heilsamsten Mittel, mit dem wir uns auf einfache und direkte Art und Weise helfen können, uns zu entspannen und in uns zu verwurzeln.

Yoga verfeinert die Wahrnehmung und schenkt uns Selbsterkenntnis. Zusammen mit einer gelebten Yoga-Philosophie kann sich mehr und mehr Achtsamkeit, Fehlerfreundlichkeit, Toleranz, Mitgefühl und Liebe im Alltag etablieren. Er hilft dir zu erkennen, dass du dir deine Realität mit der Art erschaffst, wie du denkst, und das, was du erlebst, kommentierst. Du erschaffst dir deine Realität – durch deine Sicht auf die Welt, deine Gedanken, deine Glaubenssätze, deine Handlungen. Du entscheidest dich in jedem Moment – ob unbewusst oder bewusst –, ob du dich gut fühlst oder nicht. Ob du recht haben oder glücklich sein willst, ob du in der Projektion hängen bleibst oder in die Selbstverantwortung findest.

Den Heilungsprozess unterstützen

Es ist mir ein Herzensanliegen, mit diesem Buch den Frauen Tipps und Anregungen zu geben, um dem Rückenschmerz offener (und besser) begegnen zu können. Vielleicht wirst du intuitiv spüren, dass du dich tiefer in das Thema rund um die Hormone einlassen magst. Vielleicht wirst du Lust bekommen, das große und recht neue Gebiet rund um die Faszienforschung für dich zu entdecken. Vielleicht wirst du dich zum ersten Mal dem Schmerz wirklich zuwenden und ihn nicht nur »schnell wegmachen« wollen. Ihn und seine Sprache in der Tiefe verstehen, um für dich selbst zu erkennen, welche Schritte in Richtung Heilung jetzt dran sind.

Viele von uns werden Schmerzen kennen. Einige begleitet er vielleicht nur kurz, mit anderen verbringt er Jahre. Das kann zermürbend sein. Ich kenne das selber gut. Im Nachhinein kann ich nur sagen, dass mir dieser Weg und all die Erfahrungen und Emotionen, die damit in Verbindung stehen, wichtige Erkenntnisse über mich geschenkt haben. Sie waren essenziell im Heilungsprozess. Für mich sind die wichtigsten Heilmittel *mairtri* (die Liebe), *karuna* (das Mitgefühl), *mudita* (die Freude) und *upeksa* (die Fehlerfreundlichkeit). Zusammenfassend nenne ich es »die versöhnliche und liebevolle Hinwendung zu sich selbst und damit auch zu anderen«.

Das Wichtigste!

Du bist die beste Heilerin/Therapeutin für dich. Du bist die Expertin für dich. Werde proaktiv. Lies, forsche, experimentiere, lausche deinem Körper, spüre hin. Was braucht er von dir? Gerade wenn du in chronischen Schmerzen gefangen bist, lohnt sich diese Sichtweise: Dein Körper ist einfach großartig! Er ist lebendig, passt sich ständig den Impulsen an, denen du ihn aussetzt. Er hört hin und antwortet. Er ist ständig dabei, dich zu unterstützen. Alles in deinem Sein spricht miteinander und beeinflusst sich gegenseitig. Vielleicht wäre es Zeit, dich bewusst an dieser Kommunikation zu beteiligen. Frag deinen Körper, wie du ihn unterstützen kannst. Und lass dich überraschen von seiner Antwort.

Mein Tipp: Finde etwas aus diesem Buch, das dir Freude bereitet und guttut. Integriere es in deinen Alltag – auch wenn es eine einzige Übung ist. Mach sie täglich bzw. regelmäßig, im Wissen, dass dir dein Körper dafür dankbar ist. Jeder günstige Impuls hilft ihm dabei, sich neu auszurichten, damit du ein glückliches, gesundes Leben führen kannst.

Gendersensible Medizin

Seit Jahrhunderten orientiert sich die Medizin bei der Forschung und Therapie an einem männlichen Prototyp, dem 75 kg schweren Mann. Dabei weiß man schon lange, dass das biologische Geschlecht (bzw. Geschön!) eine entscheidende Rolle spielt – sowohl bei Krankheitsverlauf als auch bei den Symptomen. Für Frauen ergeben sich daraus unter anderem Fehldiagnosen, falsche Behandlungen bzw. Dosierungen von Medikamenten.

Vor einigen Jahren begann sich nun ein neuer Zweig in der Forschung zu etablieren, welcher die Erkrankungen und deren Risikofaktoren für Frauen und Männer getrennt untersucht: die Gendermedizin. An der Charité in Berlin gibt es bereits seit 2003 die erste Professur für Herz-Kreislauf-Erkrankungen bei Frauen. In den folgenden Jahren entstand daraus das interdisziplinäre Zentrum für Gendermedizin. An der Uni Zürich gibt es seit 2018 auch ein solches unter Prof. Vera Regitz-Zagrosek.

Zyklisch statt linear

Wir leben in einer Yang-orientierten Welt und sind alle mehr oder weniger von der Dynamik der heutigen Zeit geprägt. Obwohl es uns gelungen ist, unser alltägliches Leben immer komfortabler zu gestalten, stehen viele von uns unter ständig steigendem Zeit- und Leistungsdruck. Die High-Speed- und High-Intensity-Gesellschaft stellt extrem hohe Anforderungen an die Regenerationsfähigkeit des Menschen. Das hat zur Folge, dass auf Dauer die Gesundheit geschwächt, das Leistungsvermögen beeinträchtigt und das Wohlbefinden gemindert werden. Gleichzeitig entfernen sich viele von uns mehr und mehr von den natürlichen Rhythmen der Natur und von ihrem eigentlichen Wesenskern. Dabei ist es gerade für uns Frauen, die wir noch viel mehr in Bezug zu diesen zyklischen Rhythmen stehen, besonders wichtig, sich dem weiblichen Energiefluss, also der eigenen inneren Natur entsprechend, zu verhalten, sich mit dem eigenen Wesenskern zu verbinden und aus dieser Tiefe heraus zu handeln.

Frauen sind keine kleinen Männer

Im deutschsprachigen Europa sind Frauen zwischen 18 und 40 Jahren durchschnittlich 1,66 m groß und 71 kg schwer.

Damit sind sie um 14 cm kleiner und rund 18 kg leichter als der Durchschnitt der Männer. Zudem haben Frauen einen komplett anderen Aufbau des Körpergewebes. In der Regel mehr Fettgewebe und weniger Muskelmasse. Auch ihr Bindegewebe ist in der Qualität anders als bei Männern.

Die Organe sind bei Frauen um einiges kleiner, was gerade bei der Leber und den Nieren wesentlich ist, denn über sie werden Medikamente abgebaut und ausgeschieden. Außerdem ist die Wirkstoffdauer von Medikamenten bei Frauen oft erhöht, weil einerseits der Abbau in der Leber (kleiner als bei Männern) länger dauert und zudem fettlösliche Medikamente im Fettgewebe (proportional zum Gewicht bei Frauen höher als bei Männern) eingelagert und dadurch langsamer abgebaut werden. Dazu kommt, dass im Laufe des Lebens die Organtätigkeit schwächer wird und somit im Alter die Medikamente schlechter ausgeschieden werden.

Wusstest du, dass die Nieren pro Atemzug einen Weg von 12 cm rauf und runter machen?! Faszinierend, nicht wahr?! Ist das fasziale Gewebe verklebt und sind die Nieren in ihrer natürlichen Gleitbewegung eingeschränkt, kann das u. a. zu Rückenschmerzen führen.

Viele Fitness- und Gesundheitsprogramme ebenso wie zahlreiche Meditationspraktiken und die meisten Yoga-Stile sind von Männern für Männer entwickelt worden. Sie orientieren sich an den Bedürfnissen, Möglichkeiten und Zielen eines männlichen Körpers und eignen sich deshalb nicht vorbehaltlos für Frauen. Wie ich aus eigener Erfahrung weiß und auch von anderen Frauen erfahren habe, können bereits vorhandene Disharmonien durch diese »männlichen« Techniken noch verstärkt werden.

In was für einer grandiosen Zeit wir leben! Wir Frauen können jetzt Pionierinnen sein und unser zyklisches Wesen nicht nur erforschen und am eigenen Leib erfahren. Es stehen uns mittlerweile vielfältige Studien zur Verfügung, die sich mit den hormonellen Veränderungen beschäftigen und wie sie auf unseren Körper, unseren Geist und unsere Emotionen wirken. Daraus ergeben sich interessante Schlussfolgerungen und Empfehlungen, mit denen wir Frauen uns auf den Weg machen können, zu experimentieren, zu erforschen und in unsere Kraft zu kommen.

Und die Zeit ist genau JETZT!

Der Rückenschmerz gehört weltweit zu den Volkskrankheiten Nr. 1. Gerade in den westlichen Zivilisationsgesellschaften bewegen wir uns viel zu wenig und sitzen viel zu viel. Zudem kommen noch Leistungsdruck, Geschwindigkeit und seelische Stressfaktoren hinzu. Rolltreppen, Autos und die vielen elektronischen Hilfen im Alltag haben uns das Leben zwar leichter gemacht, doch gleichzeitig scheint unsere Seele mit dem Tempo nicht so gut zurechtzukommen.

Viele von uns verbringen einen Großteil des Alltags sitzend. Dabei bleiben wir lange in nur einer Haltung und führen immer die gleichen Bewegungen aus. Das führt über die Jahre zu ungünstigen Belastungen auf allen Ebenen. Durch die Sitz-Beuge-Haltung wird der Rücken gekrümmt und Bandscheiben sowie das Muskel-Faszien-System werden fehlbelastet; der Bauchraum mit dem Darm wird zusammengedrückt und in seiner Tätigkeit gehindert; der Brustkorb fällt ein, was die Atmung behindert und ineffektiv macht. Dadurch werden Gehirn und Körper nicht optimal mit Sauerstoff versorgt. Zudem führt der vorverlagerte, eingefallene Schultergürtel zu einer Überstreckung und Fehlhaltung der Halswirbelsäule.

Die Folgen einer solchen Haltung reichen von Schulter- und Nackenverspannungen, Rückenschmerzen, Hüft- und Gesäßschmerzen bis hin zu Spannungskopfschmerzen und Schlafstörungen.

Eine wichtige Aufgabe und Herausforderung unserer Zeit ist der Ausgleich. Um gesund und schmerzfrei zu sein, ist es essenziell, das eigene Gleichgewicht zu finden.

Haltung, Aufrichtung, Aufrichtigkeit – innen und außen

Einen ganz neuen Aspekt bringen die Smartphones mit sich. Wenn wir über einen längeren Zeitraum mit gesenktem Kopf in einer gebeugten Körperhaltung verharren, verändert sich die biochemische Situation. Sie lässt den Körper glauben, wir seien in einer depressiven Stimmung. Der Zusammenhang zwischen Körperhaltung und Stimmung bei der heranwachsenden »Head-down-Generation« wird schon länger untersucht und stimmt nachdenklich. Wenn wir von Rückengesundheit sprechen, hat das immer etwas mit Haltung zu tun – der äußeren wie auch der inneren. Die Art, wie wir stehen und gehen, sowie auch die Einstellung, die wir zu den essenziellen Themen des Lebens haben, wirkt sich auf unsere Gesundheit und unser Wohlbefinden aus.

Frauen häufiger betroffen als Männer

Frauen sind deutlich häufiger von Rückenschmerzen betroffen als Männer. Dafür können verschiedene Ursachen verantwortlich sein: zum einen das bei Frauen stärker ausgeprägte Körper- und Schmerzbewusstsein, zum anderen die gesellschaftliche (berufliche wie private) Mehrfachbelastung, der Frauen in den westlichen Industrienationen ausgesetzt sind. Ein weiterer wichtiger Faktor ist das weibliche Hormonsystem und die Tatsache, dass Frauen monatliche Blutungen oder gar Menstruationsbeschwerden haben und Kinder gebären können.

Doch das Phänomen Rückenschmerz ist komplex. Es gilt, erst mal zwischen akutem und chronischem Rückenschmerz zu unterscheiden. Bei einem akuten Schmerz gibt es einen klaren Auslöser, zum Beispiel eine ungünstige Bewegung, ein Schlag, eine Verletzung. Er ist temporär, hat quasi eine Warnfunktion und will uns vor größerem Schaden bewahren. Von einem chronischen Schmerz spricht man, wenn der Schmerz nach drei bis sechs Monaten immer noch anhält oder immer wiederkommt. Bei einem Rückenschmerz, der monatelang anhält, spielen noch andere Faktoren, wie beispielsweise Stress oder Konflikte, mit hinein. Es braucht einen multimodalen Ansatz.

Schmerz

Trotz aller ausgeklügelter Verfahren und unserem technischen Fortschritt kann bei 85 Prozent aller chronischen Rückenleiden kein klarer körperlicher Befund gestellt werden. Das heißt, Menschen haben Rückenschmerzen, doch auf den Untersuchungsbildern ist nichts zu sehen, was die Schmerzen begründet. Umgekehrt ist es auch spannend: Da können Menschen untersucht werden, die noch nie Rückenschmerzen hatten, und ihre Bilder zeigen Bandscheibenvorwölbungen und Verschleißerscheinungen, obwohl sie keine Schmerzen haben.

Deshalb beschäftigen sich Expertinnen und Experten mit verschiedenen Fragen rund um das Schmerzgeschehen. Sie haben festgestellt, dass in der Hirnregion, in der das Schmerzempfinden liegt, auch die Gefühle gesteuert werden. Daher sind Körperschmerz und Seelenschmerz eng miteinander verwoben.

Ein anderer wichtiger Faktor ist das Schmerzgedächtnis. Normalerweise ist es so, dass sich unser Körper anpasst und an äußere Impulse gewöhnt. Wenn wir beispielsweise einen Muskel trainieren, dann reagiert er mit Anpassung. Am Anfang gibt es vielleicht Muskelkater, doch schon bald hat sich die Muskulatur an die Belastung gewöhnt und reagiert nicht mehr. Anders ist es bei einem Schmerzgeschehen. Unser Körper gewöhnt sich nicht an Schmerz. Wir entwickeln keine »Schmerz-Toleranz«. Es geschieht sogar das Gegenteil: Dauern die Beschwerden an, dann verändert der Schmerz die Nervenfasern und der Körper merkt sich das. Das führt dazu, dass bereits bei der kleinsten Reizung Schmerz empfunden wird. Wir werden also immer empfindlicher. Ein Teufelskreis entsteht.

Stress lässt die Spannung in den Muskeln ansteigen. Das ist ein evolutionsbedingter Reflex, um schnell kämpfen oder fliehen zu können. Wird dieser Druck nicht abgebaut (durch körperliche Aktivität), bleibt die Verspannung im System. Es entstehen regelrechte Muskelpanzer.

Aktive Mithilfe

Bei Rückenschmerzen ist die Diagnose selten eindeutig, deshalb braucht es ein aktives Mitwirken der Betroffenen bei der Ursachenforschung. Es gibt so viele komplexe Wechselspiele bei einem Schmerzgeschehen, sodass ein multimodales und integratives Behandlungskonzept wichtig ist: Schmerztherapie, Bewegungstherapie, Psychotherapie und die Stärkung der Selbstkompetenz/Selbstwirksamkeit.

Die Schmerztherapie

Jede, die Schmerzen kennt, weiß, dass die Angst vor noch mehr Schmerzen irgendwann überhandnehmen kann. Man entwickelt Vermeidungsstrategien, nimmt scheinbar entlastende Schonhaltungen ein, die zu Fehlbelastungen und Überreizungen führen und neue »Baustellen« entstehen lassen. Oder man beginnt aus Angst vor Schmerzen sich mehr und mehr aus dem Leben herauszuziehen. In der Schmerztherapie geht es unter anderem darum, die »Angst-Vermeidungshaltungen« zu reduzieren.

Die Bewegungstherapie

Schmerzgeplagte machen oft den Fehler, sich nicht mehr zu bewegen. Dabei hilft schon ein Spaziergang, Gelenke, Muskeln und Bänder zu mobilisieren. Schon leichter Ausdauersport wirkt nachweislich stressabbauend und antidepressiv. Bewegung ist die beste Methode – als Vorbeugung *und* als Therapie. Dabei ist es wichtig, gezielte und angemessene Bewegungsimpulse zu geben, die auf die Patientin abgestimmt sind.

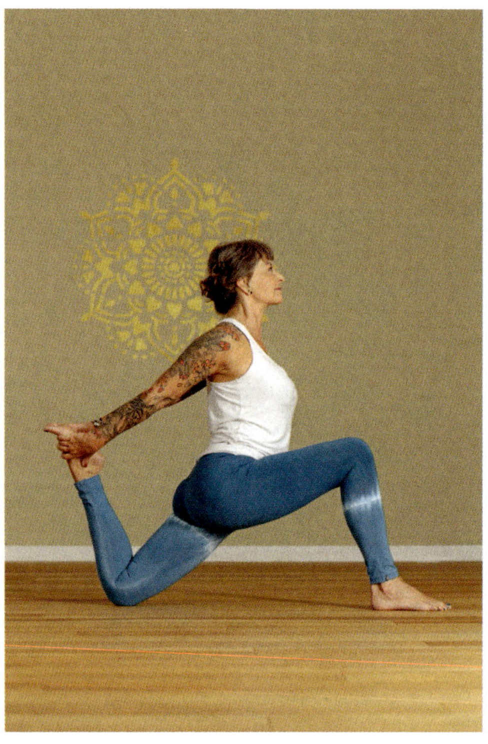

Die Psychotherapie/ Psychosomatik

Wir verbiegen uns für eine Beziehung, wir machen uns krumm für einen Job, buckeln uns ab, stehen unter Druck, werden kleingehalten und fühlen uns geknickt, wenn unsere Bemühungen nicht gesehen werden. An unserer Sprache können wir ganz gut die Beziehung zwischen Körper (Rücken) und Psyche erkennen. Gerade bei chronischen Rückenschmerzen ist es wichtig zu erkunden, was auf der emotionalen oder mentalen Ebene Stress macht. Oft sind wir für unsere eigenen Themen blind. Deshalb ist es hilfreich, sich an jemanden zu wenden, der sich mit diesen Mechanismen gut auskennt und uns achtsam und gefühlvoll durch den Prozess begleiten kann.

Selbstkompetenz/ Selbstwirksamkeit

In einem weiteren Schritt geht es darum, dass die Patientin erkennt, dass sie Einfluss auf ihr Wohlbefinden und ihre Gesundheit hat. Es geht um die Stärkung der Selbstkompetenz und der Fähigkeit zu Resilienz. Das kann bedeuten, dass man verschiedene Konzepte der Stressbewältigung kennenlernt und die für sich wirksamste anzuwenden beginnt. Oder man erlernt Entspannungsmethoden wie Autogenes Training oder progressive Muskelrelaxation sowie verschiedene Atemübungen und Yin-Yoga.

Mir persönlich gibt die Yoga-Philosophie viel Halt und Bewusstheit, wenn es darum geht, mich klar auszurichten und angemessen zu handeln.

Schmerz als Weckruf, etwas zu verändern

Meiner Erfahrung nach ist eine erhöhte Spannung – nicht nur im Muskel-Faszien-System, sondern auch eine mentale und emotionale – der Auslöser bei der Entstehung von Schmerzen. Wie man im Labor nachweisen konnte, nimmt durch Stress und innere Anspannung die Spannung in den Faszien zu. Zusammen mit einer ungünstigen Belastung im Körper und zu wenig Bewegung lässt das die Spannung im gesamten Muskel-Faszien-System steigen, die verschiedenen Gewebeschichten gleiten nicht mehr optimal und die Faszien »verkleben«. Dieses neue Spannungsgeschehen ist ein wesentlicher Grund für den entstehenden Schmerz. Es ist ein Signal des Körpers mit der dringlichen Aufforderung, nicht mehr so weiterzumachen wie bisher.

Faszien – Neues aus der Forschung

Die moderne Faszienforschung sieht den Körper als Tensegritäts-Struktur, bei welchem die festen Knochen zusammen mit den über den gesamten Körper laufenden Muskel- und Faszienzügen ein dynamisches Spannungsnetzwerk bilden. Dabei ist alles fein aufeinander abgestimmt: Bewegen wir einen Muskel, reagiert das gesamte Netzwerk und die Spannung wird über ganze myofasziale Ketten an andere Körperstellen weitergegeben. Auf den Rücken bezogen heißt das, dass sich der Schmerz zwar dort zeigen kann, aber die Ursache bzw. der Schlüssel für Entlastung und Heilung an einer anderen Stelle zu finden ist. Das ist unter anderem ein Schwerpunkt dieses Buches. Wir machen uns auf die Suche nach den möglichen Ursachen für die Beschwerden bei uns Frauen.

Faszien und Schmerz

Zwischen all den Geweben und Organen in unserem Körper gibt es ein ordnendes System. Dieses Bauprinzip, welches alles in uns wie ein bewegliches Mobile vereint und dabei sowohl Stabilität als auch Beweglichkeit garantiert, nennt sich Tensegrity, was sich aus den beiden englischen Wörtern *tension* (Spannung) und *integrity* (Ganzheit, Einheit) zusammensetzt.

Das Faszinierende an diesem System ist, dass sich die gesamte Struktur durch Zug und Druck selbst stabilisiert, was sie sehr anpassungsfähig macht. Wirkt von außen eine Kraft auf das System, reagiert das ganze Gebilde, indem es sich dynamisch ausrichtet und anpasst. Die Kräfte werden räumlich verteilt, sodass ein neues Gleichgewicht entsteht und Spannung weitergeleitet wird.

Vertrauen wir den zahlreichen Studien, dann zeigen diese, dass myofasziale Triggerpunkte und das myofasziale Schmerzsyndrom zu den häufigsten Ursachen für chronische Schmerzen am Bewegungsapparat zählen. Klassische Schulmedizin und Schmerztherapie beziehen dieses Wissen leider immer noch viel zu selten mit ein. Für chronische Schmerzen haben sie keine wirkliche Erklärung. Auch bei Rückenschmerzen ist nach Ansicht der neuesten Faszienforschung ein verklebtes, verspanntes Bindegewebe, welches das Gleitverhalten der verschiedenen Gewebe (Haut, Unterhaut, Muskeln, Sehnen, Nerven) gegeneinander verhindert, die häufigste Ursache für Schmerzen. Äußerlich zeigt sich das daran, dass sich das Gewebe an dieser Stelle hart anfühlt und kaum abheben oder verschieben lässt. An den verspannten Stellen ist der Zellstoffwechsel beeinträchtigt, sodass Nährstoffe nicht ins Gewebe gelangen, die Stoffwechselabbauprodukte können nicht abtransportiert werden und der Lymphfluss und die Durchblutung sind gestört: Das Gewebe übersäuert immer mehr.

Tipp: Auf anti-entzündliche und basische Ernährung achten.

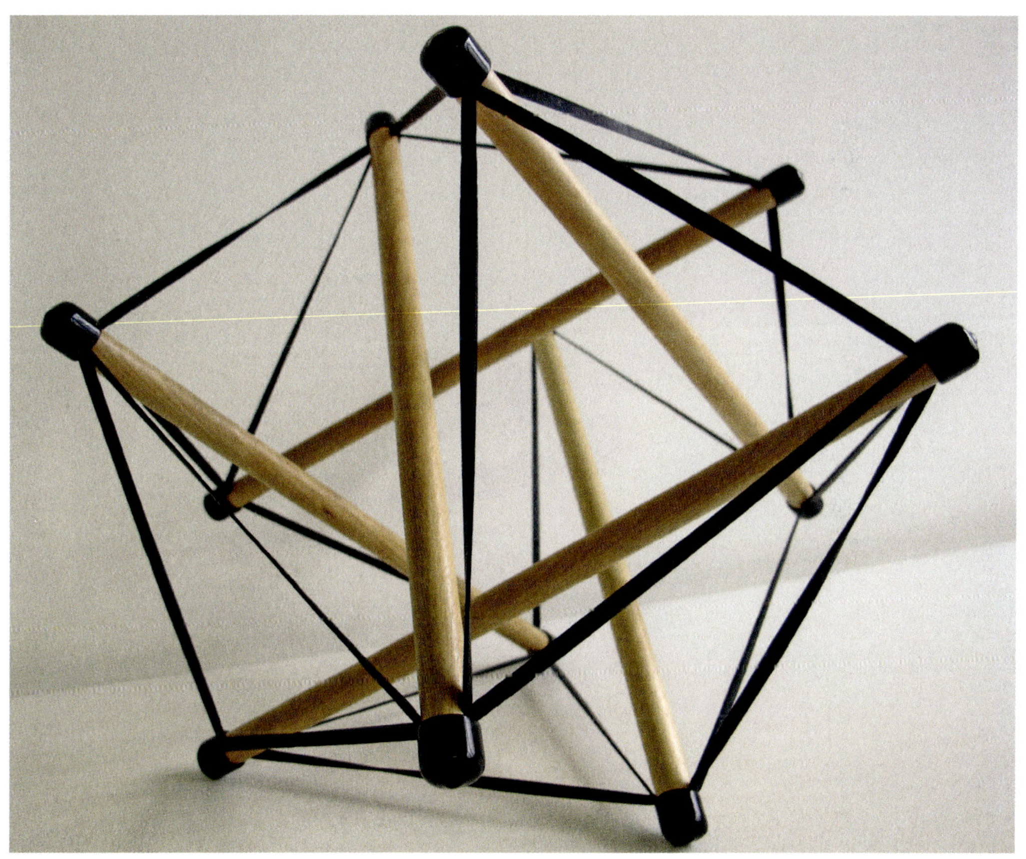

Faszien und Hormone

Viele ganz neue Studien widmen sich der Auswirkungen der verschiedenen Geschlechtshormone auf die Faszien, und mittlerweile ist mehrfach nachgewiesen worden, dass Frauen stärker unter myofaszialen Schmerzen leiden als Männer. Außerdem können Muskelfaszien dank der Rezeptoren für Geschlechtshormone auf hormonelle Reize reagieren.

Cala Stecco, eine hochdotierte Faszienforscherin aus Italien, konnte anhand einer Studie aufzeigen, dass Frauen in der Postmenopause anfällig für Erkrankungen sind, die Schmerzen und Entzündungen im myofaszialen System verursachen können, was größtenteils auf die hormonellen Veränderungen zurückzuführen ist. Frauen in den Wechseljahren haben weniger Rezeptoren für die Hormone Relaxin und Östrogen auf den Fibroblasten der Faszien. Daraus schließt das Forscherteam, dass die Faszien dieser Frauen weniger auf hormonelle Signale reagieren und dann Körpersteifigkeit erleben.

Fasziengesundheit mit Hilfe von Peptiden (Aminosäuren)

Studien an Tieren und Menschen haben gezeigt, dass die Peptide BPC-157 und Thymosin Beta 4 (TB4) fasziales Gewebe heilen können. Bei BPC-157 handelt es sich um ein Peptid (eine Aminosäuresequenz), das für seine starken regenerativen und zellschützenden Fähigkeiten bekannt ist. BCP heißt »Body Protective Compound«, zu deutsch »Körperschutzverbindung«. Mehrere wissenschaftliche Studien heben seine eindrucksvollen Effekte und positive Auswirkung auf Gelenke, Sehnen, Knochen und Muskeln hervor: Es beschleunigt erheblich die Wundheilung sowie die Reparatur von Muskel- und Fasziengewebe. Auch wenn derzeit in der Forschungswelt ein regelrechter Hype um BPC-157 besteht – ein vergleichbares Supplement, das derartige Wirkungen in einem solch starken Umfang hat, ist derzeit noch nicht bekannt – so steht die Datenlage aus Studien am Menschen zu BPC-157 noch am Anfang.

TB4 ist ein wichtiger zellulärer Bestandteil in vielen Geweben, besteht aus 43 Aminosäuren und trägt ganz wesentlich zur Wundheilung und Regulierung von Entzündungen bei. Wissenschaftliche Forschung und durchgeführte klinische Studien haben gezeigt, dass TB4 signifikant hilft bei der Heilung von Muskel-, Sehnen-, Bänder-, Gelenk- und Knochenverletzungen. Es hat starke entzündungshemmende Eigenschaften, unterstützt die Erhöhung der Widerstandsfähigkeit und Stärke in den Muskeln und hilft, die Flexibilität des Bindegewebes zu erhalten.

Carla Stecco kommt durch die Resultate der Forschung zu dem Schluss, dass es aus Sicht der Fasziengesundheit und Schmerzprophylaxe Sinn haben könnte, eine Bioidentische Hormonersatztherapie in Betracht zu ziehen. Dabei betont sie, dass die Bioidentische Hormonersatztherapie nicht nur zur Linderung von Wechseljahresbeschwerden oder für die Ästhetik gedacht ist. Sie ist vor allem als Prophylaxe zu sehen, um das myofasziale Schmerzsyndrom zu verhindern und gesündere Faszien zu fördern. Ebenfalls kann eine Peptidtherapie in Betracht gezogen werden, um die Faszien zu heilen.

Auf der Grundlage von Studien zum Thema Fasziengesundheit können folgende Empfehlungen für die Praxis gegeben werden:

1. Achte auf eine antientzündliche Ernährung.
2. Östrogen und Progesteron sollten in der Balance sein.
3. Denke gegebenenfalls über eine Peptidtherapie nach.
4. Käme für dich eine Gewichtsabnahme infrage?
5. Verwende Kurkuma und Omega-3-Öl.
6. Achte auf ausreichende Hydration.
7. Baue Bewegungstherapien wie Yoga, Tai Ji o. Ä. in deinen Alltag ein.
8. Beschäftige dich mit regenerierenden Therapieformen wie Entspannungsmethoden, Atemtherapie, Meditation oder Yin-Yoga.

Hormonelle Veränderungen mit dem Menstruationszyklus

Das Zusammenspiel der Hormone wirkt sich auch auf unser Körper- und Organgewebe aus. Bei uns Frauen sind die Hormone in einem ständigen Auf und Ab und es ist wichtig zu verstehen, dass wir nicht jederzeit gleich belastbar und fit sind. Das ist u. a. abhängig von deiner Zyklus-Phase und davon, was dein Alltag sonst noch von dir fordert. Durch das Verständnis für den Zyklus und was in welcher Phase geschieht, kannst du mehr und mehr mit der Energie des Körpers praktizieren und reibst dich nicht so auf, wenn mal etwas nicht so läuft, wie du es erwartest.

Yogapraxis und Training in der ersten Zyklushälfte vor dem Eisprung

Die erste Zyklushälfte ist geprägt durch das Hormon Östrogen, das zum Eisprung hin ansteigt. Unsere Körpertemperatur ist eher niedriger, was in Bezug auf das Training bedeutet, dass es leichter für uns ist, Thermoregulation zu betreiben. Wir schwitzen nicht so viel und kommen besser mit heißen Temperaturen klar.

Jetzt ist die Zeit für ein intensiveres Training (Muskelaufbau), man kann schwierige Übungen jetzt besser bewältigen. Der Blutzuckerspiegel ist stabiler und der Fettstoffwechsel arbeitet leichter.

Yogapraxis und Training rund um den Eisprung

Die kritische Phase ist die Zyklusmitte, also rund um den Eisprung. Wenn kurz davor zu hart trainiert wird, kann es sein, dass der Eisprung verhindert wird und der Zyklus durcheinandergerät. Es kann dann eine Zeit dauern, bis sich alles wieder einpendelt. Auch zu viel Stress kann den Eisprung verhindern. Zudem wird das Stresshormon Cortisol ausgeschüttet, was bei Frauen dafür sorgt, dass Fett eingelagert wird.

Mit dem Einsprung steigt die Körpertemperatur, und auch die hormonelle Situation ändert sich. Das heißt, es braucht jetzt viel Achtsamkeit. Frauen können diese Zeit unterschiedlich erleben. Die einen fühlen sich besonders leistungsstark, während andere eher schlapp sind oder Schmerzen im Unterleib haben (den sogenannten Mittelschmerz). Wichtig ist jetzt, gut auf sich zu achten. Grundsätzlich – und besonders im Training – gilt es jetzt, Stressoren zu vermeiden. Es kann auch sein, dass es besser ist, mal nicht zu praktizieren und sich auszuruhen.

Yogapraxis und Training in der zweiten Zyklushälfte nach dem Eisprung

In der zweiten Zyklushälfte dominiert das Progesteron. Es hat eine katabole, also abbauende Wirkung. Für uns Frauen ist es jetzt schwieriger, Muskeln aufzubauen. Auch das Fasziengewebe reagiert auf diese hormonelle Umstellung, und alles wird etwas weicher. Die Bänder und Sehnen lassen nach und bereiten sich auf die Empfängnis vor. In dieser Phase kann man sich leichter verletzen, zum Beispiel umknicken. Es kann auch sein, dass du die Muskulatur nicht so gut ansteuern kannst wie in der ersten Zyklushälfte. Dass du zum Beispiel nicht so viel Kraft hast, den Rücken zu stabilisieren oder den Beckenboden zu aktivieren. Jetzt ist es angebracht, etwas sanfter zu trainieren: Im Yoga wären das eher sanfte, geschmeidig fließende Flows. Wenn du Krafttraining machst, würdest du weniger Gewicht nehmen und dafür mehr Wiederholungen machen.

Wenn du immer eine ähnliche Übungssequenz machst, wirst du feststellen, dass die gleiche Praxis in der zweiten Zyklushälfte eine komplett andere Wirkung hat. Die gleiche Session kann jetzt massiv Muskelkater bzw. Faszienkater hervorrufen, den man eine Woche vorher nicht hatte. In dieser Phase ist es auch schwieriger, Thermoregulation zu betreiben. Der Blutzuckerspiegel ist recht instabil, was dazu führen kann, dass uns schneller schwindlig wird oder wir das Gefühl haben, in eine Unterzuckerung zu kommen. Auch die Entzündungsfaktoren steigen.

Unsere Haltungs- und Bewegungsmuster werden nicht nur dadurch geprägt, wie wir uns bewegen, sondern auch von unserem Denken und Fühlen. Während die Muskeln und ihre Verläufe bei allen Menschen mehr oder weniger gleich sind, bilden sich die Faszien in höchstem Maße individuell aus – beeinflusst von unseren Gedanken und Gefühlen. Die Faszien passen sich ein Leben lang an und verändern permanent die Scherengitterform ihrer Kollagenfasern, deren Dichte, Stärke und Ausrichtung sowie das Verhältnis zwischen Grundsubstanz und Fasern. Sie entwickeln und formen sich durch die bevorzugten Bewegungsabläufe und die entsprechende Grundstimmung des jeweiligen Menschen. Gerade bei Rückenschmerzen spielt die individuelle mentale und emotionale Stressbewältigung und Gesundheit sowie Resilienz eine große Rolle.

Psyche beeinflusst Körper und Körper beeinflusst Psyche

Psychosomatische Symptome sind psychisch verursachte körperliche Beschwerden, die durch messbare körperliche Veränderungen entstehen. Die Ursache dafür liegt aber nicht im Körper selber, sondern in der Psyche.

Die Forschungen der letzten Jahre zeigen zudem, dass die Wechselwirkungen zwischen Psyche und Körper »in beide Richtungen« gehen. Nicht nur die Psyche beeinflusst den Körper, sondern auch der Körper die Psyche. Durch eine veränderte, verinnerlichte und günstige Haltung oder eine neue Bewegungsgewohnheit können hilfreiche und günstige Impulse auf die Psyche entstehen. Bei Rückenschmerzen ist es deshalb wichtig, auf verschiedenen Ebenen gleichzeitig anzusetzen. Sind wir auf seelischer Ebene in einem Alarmzustand, wird der Körper sozusagen die Bühne, auf der sich das innere Leid als Schmerz zeigt.

Gerade bei Rückenschmerzen sind die damit verbundenen seelischen Themen für die Betroffenen oft nicht gut erkennbar. Sie befinden sich quasi »hinter dem Rücken« des Bewusstseins. Gefühle, die unterdrückt und nicht gefühlt und anerkannt werden, suchen sich ihren Weg im »Ausdruck« – oft über den Körper als Krankheitssymptom. Ähnlich ist es mit schwierigen Lebenssituationen. Es entsteht ein großer innerer Druck, der sich in Form von Rückenschmerzen zeigen kann, wenn der Druck auf die weichen Bandscheiben zu viel wird.

Haltung

Wenn wir sagen, dass jemand Haltung zeigt oder Haltung bezieht, dann meinen wir, dass jemand Rückgrat hat – die innere und äußere Stärke, für etwas einzustehen und Position zu beziehen; stehen zu bleiben in der eigenen Wahrheit, auch wenn Gegenwind kommt. Im Militär soll man »Haltung annehmen«. Wenn man jemandes Haltung bricht, sprechen wir von einem »gebrochenen« Menschen. Jemand »legt sich krumm« für etwas, das ihm wichtig ist oder »buckelt« sich im Job ab. Manchmal wir jemand »kleingehalten« oder »kleingemacht«.

Bei haltungsbedingten Rückenschmerzen geht es also auch immer ein Stück weit darum zu schauen, ob wir es uns eingestehen, uns in unserer ganzen Größe zu zeigen. Ob wir uns aus der Schutzpanzerung und unserem Versteck hinaustrauen und für uns einstehen.

Rückenschmerzen können aus einer chronischen Überlastung auf allen Ebenen entstehen. Dauerstress, sowohl im Privaten, in der Freizeit oder am Arbeitsplatz, waren in den vergangenen Jahren die Hauptursache für die massive Zunahme an Rückenbeschwerden. Die ganz eigene Prägung des Charakters lässt über Jahrzehnte entsprechende Muskelpanzer entstehen, die sich mehr und mehr verfestigen. Hier braucht es gegebenenfalls eine entsprechende Psychotherapie, die begleitet wird durch Yoga-Therapie und einer angewandten Yoga-Philosophie als Werkzeug für Selbstwirksamkeit.

Stressoren als Verstärker für Schmerzen

Alles in diesem Universum pulsiert. Jeder Organismus pulsiert im ureigenen Rhythmus. Wird dieser Rhythmus durch verschiedene Faktoren längerfristig gestört, werden wir krank. Stress ist ein Hauptakteur, der unseren ganz individuellen Rhythmus kompromittiert und ihm einen gleichförmigen, gleich machenden Takt überstülpt. Ein Takt, der uns nicht entspricht, kreiert eine Anspannung im Körper, schwächt unser Immunsystem und unsere Selbstheilungskräfte.

Viele Krankheiten haben ihre Wurzel in stressbedingten Zuständen. Was jede Einzelne von uns in Stress versetzt, ist ganz individuell. Psychosozialer Stress ist in den meisten Fällen das Bindeglied zwischen Persönlichkeitsstruktur und Krankheit. Entscheidend ist die Einstellung des Einzelnen zu psychosozialen Spannungen und Problemen: Ob er sie verarbeiten und lösen kann, ob er sie in sich hineinfrisst oder einfach wegsteckt, ob er sie sucht, provoziert oder meidet.

Stressoren

Soziale Stressoren können sein: Erniedrigung, Geringschätzung, Kränkung, Missachtung, Erwartungen, Entscheidungen, Leistungsdruck
Psychische Stressoren können sein: Angst, Frustration, Ärger, Wut, Verzweiflung, Resignation
Physikalische Stressoren können sein: Lärm, Hitze, Kälte, Strahlung, schlechte Gerüche

Krankheit und Schmerz als Botschaft

Hält dieser körperliche oder emotionale Stress an, wird jegliche Form der Kommunikation mit den Selbstheilungskräften unterbrochen. Genauso wie ein elektrischer Stromkreislauf in einem Haus überlastet und abschaltet werden kann, so können auch die physiologischen und neurologischen Funktionskreise im Körper überfordert werden. Die Körper-Gehirn-Kommunikation wird blockiert. Diese Kommunikation können wir mit Yoga, Tai Ji, Atemübungen, Meditation u. a. wiederherstellen: Energie kommt wieder in Fluss und die Selbstheilungskräfte können wieder wirken.

Eine Krankheit ist so gesehen ein Zeichen für ein bestehendes Ungleichgewicht. Es beginnt meist im feinstofflich-energetischen Bereich und auf der seelischen Ebene. Es mag sich als Unbehagen zeigen und später als Symptom im Körper manifestieren. Wir sollten diese Schmerzen nicht einfach nur als »Fehlfunktion« deuten, die es schnell zu beheben gilt, sondern als Zeichen dafür, dass wir etwas für uns Wesentliches aus dem Blick verloren haben. Es kann eine Aufforderung sein, das eigene Denken, Handeln und Leben zu reflektieren, um ihm eine Richtung zu geben, die unserem Wesen mehr entspricht, und wieder mehr im Einklang mit unseren Werten zu leben. So gesehen ist jede Krankheit und jeder Schmerz auch immer eine Chance für inneres Wachstum. Vorausgesetzt natürlich, wir nehmen uns die Zeit dafür.

Für die meisten von uns ist klar, dass wir krank werden, wenn unsere Grundbedürfnisse wie Atmen, Essen, Trinken, Schlafen etc. nicht erfüllt sind. Wir werden aber auch krank, wenn unsere spirituellen Grundbedürfnisse nicht erfüllt sind.

Auf dem Weg der Heilung können wir Krankheit oder Schmerzen als einen Ruf verstehen, der uns auffordert, wieder in die natürliche Ganzheit zu finden. Dann sind wir wieder heil.

Fragen für die Selbstreflexion

Der Weg der Heilung hat viel mit Reflexion und Selbst-Bewusstsein zu tun. Lies alle Fragen durch und spüre, welche dich zuerst anspricht. Wenn du magst, kannst du mit jeweils einer dieser Fragen in die Stille gehen und lauschen, was für Antworten aus der Tiefe aufsteigen.

- Was macht mich in der Tiefe aus?
- Was brauche ich, um glücklich zu sein?
- Bin ich glücklich?
- Vernachlässige ich etwas, das mir eigentlich ganz wichtig ist?
- Was bereitet mir Freude?
- Was gibt es in meinem Leben zu bereinigen?
- Was möchte ich abschließen/loslassen?
- Wo stecke ich noch in einer Starre?
- Welcher Sache würde ich nachgehen, wenn ich kindlich frei wäre?
- Wo will ich wachsen und mich kreativ ausdrücken? Und wie kann ich das zulassen?
- Was bereitet mir Lebensfreude und Leichtigkeit?
- Auf welche Weise will sich mein Wesen neu erschaffen und wie kann ich das nähren?
- Welche Talente will ich verwirklichen?
- Was steht Neues an im Leben?
- Wie könnte ich noch mehr ich selbst sein?
- Was steht mir im Weg, dass ich mein volles Potenzial lebe, dass ich in die Fülle komme?
- Kann ich mich selbst in diesem Moment bedingungslos lieben? Wenn nicht, wieso nicht?
- Liebe ich meine Arbeit, meine Beziehung, mein Leben?
- Was hindert mich, in meine Kraft zu kommen?
- Was brauche ich, um in meine Kraft zu kommen?
- Wo bedarf es eines mutigen Schnittes, um wieder in die Kraft zu kommen?
- Wofür empfinde ich besonders viel Dankbarkeit?
- In welchem Bereich meines Lebens habe ich Fülle erfahren?
- Welcher Samen ist nicht so aufgegangen, wie ich es mir gewünscht hätte?
- Habe ich mir etwas gewünscht und merke jetzt, dass es nicht mehr in mein Leben passt?
- Was bringt mich immer wieder aus dem Gleichgewicht?

- Was führt mich wieder zurück ins Gleichgewicht?
- Wie kann ich mich unterstützen, ins Gleichgewicht zu kommen?
- Ist bei mir Geben und Nehmen im Gleichgewicht?
- Was haben meine Ahnen mit mir zu tun? Auf welche Weise sind wir miteinander verbunden?
- Wie kann ich ihre Stärke unterstützend im Rücken spüren und doch ganz frei meinen Weg gehen?
- Von wem oder was will ich mich verabschieden?
- Welche alten Gedanken in mir kann ich entsorgen?
- Wo könnte ich damit aufhören, Erwartungen zu erfüllen? Auch meine eigenen?!
- Wo könnte ich Gedanken von Kontrolle mit Hingabe und Annahme ersetzen?
- Wie kann ich gut für mich sorgen und klare Grenzen ziehen?
- Wie kann ich meine inneren Werte selbstbewusst und freudvoll im Außen leben?
- Welche Kraft brauche ich jetzt?
- Was bereitet mir Angst und Sorge?
- Gibt es Themen, denen ich ausweiche oder die ich unter den Teppich kehre?
- Welche Schattenanteile wollen integriert werden?

Heilung kann dann geschehen, wenn wir wieder in Kontakt mit unserem inneren Selbst sind. Sie kann geschehen, wenn wir unserer spirituellen Intelligenz und unserer Körperintelligenz lauschen und in Kontakt sind mit unserem Wesenskern. Mit dem, was uns in der Tiefe ausmacht. Heilung geschieht immer aus unserer Mitte. Wenn wir in uns verwurzelt, in uns gegründet sind, können wir von da aus in Verbindung gehen mit der ordnenden, harmonisierenden und heilenden Kraft, die durch uns hindurchfließt und uns umgibt.

Atmung und Entspannung

Die Atmung ist untrennbar mit allen Tätigkeiten des Lebens verbunden und gleichzeitig Ausdruck unserer Befindlichkeiten. Wie und was wir denken, fühlen und tun, beeinflusst unsere Atemfunktion. Diese ist äußerst sensibel, anpassungsfähig und den vielfältigsten Einflüssen unterworfen. Sie verändert sich je nachdem, ob wir sitzen, laufen oder singen, ob wir uns entspannen, uns aufregen oder schlafen. Unsere Atmung sollte sich flexibel an die wechselnden Ansprüche im täglichen Leben anpassen können.

Viele von uns schöpfen das vielfältig angelegte Repertoire der Atmung nicht aus. Durch Gewohnheiten, Konditionierungen und eine ungünstige Körperhaltung wird der Atem in seiner Funktion eingeschränkt und in einem ungünstigen Atemmuster fixiert. Das kann zu Schmerzen führen, unter anderem im Rücken.

Heute weiß man, dass das Atemzentrum eine wichtige Schaltstelle vegetativer Regulationen ist, welche sowohl neurale als auch hormonelle Prozesse umfassen. Der Atemrhythmus ist sehr eng an die Aktivität von Sympathikus und Parasympathikus gekoppelt. Deshalb ist der Atem ein sehr wirksames Mittel, um auf vegetative Prozesse im Körper Einfluss zu nehmen.

Das vegetative Nervensystem

Innerhalb des vegetativen Nervensystems äußert sich die Polarität in der Tätigkeit von Sympathikus und Parasympathikus. Der Sympathikus aktiviert unsere körperlichen Prozesse. Bei Stress beschleunigt er Herzschlag und Atmung: Der Blutdruck steigt, gleichzeitig wird die Darmperistaltik gehemmt und die Durchblutung der Extremitäten verringert, damit die Lebenskraft den überlebenswichtigen Organen zur Verfügung steht. Durch Entspannung wird der Parasympathikus aktiviert, der für Ruhe, Erholung, Regeneration und den Aufbau körpereigener Reserven zuständig ist.

Ein bewährtes Mittel, den uns der Yoga anbietet, ist die intensive, lang andauernde Ausrichtung auf ein bestimmtes Thema. Dies hilft dabei, den Kopf klar zu bekommen sowie innere Spannung und Unruhe zu reduzieren. Diese ununterbrochene Konzentration hat zudem einen weiteren positiven Effekt: Man lernt mehr über das, worauf man sich konzentriert. Lenkst du zum Beispiel den Fokus auf deinen Atem, wirst du nicht nur innerlich ruhiger. Du wirst bestimmte Tendenzen und Muster in deiner Atmung erkennen, Bereiche, die du kaum spürst, oder Blockaden, die zu Schmerzen führen. Diese wirst du mittels entsprechender Übungen mit der Zeit auflösen können. Wie das geht, zeige ich dir im Praxis-Teil.

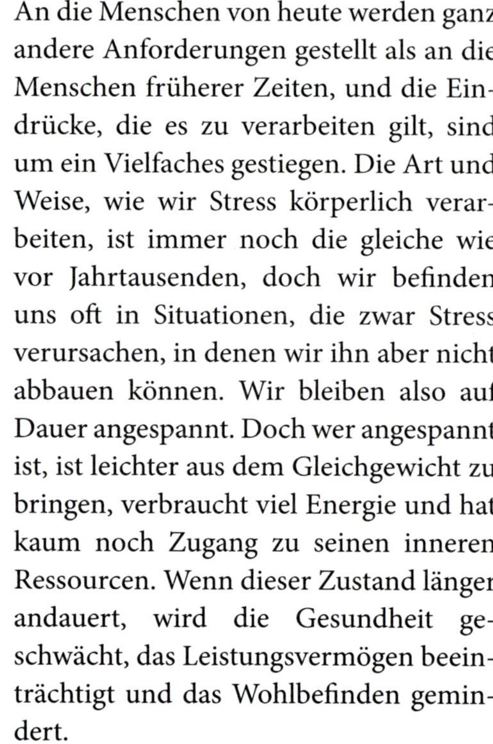

An die Menschen von heute werden ganz andere Anforderungen gestellt als an die Menschen früherer Zeiten, und die Eindrücke, die es zu verarbeiten gilt, sind um ein Vielfaches gestiegen. Die Art und Weise, wie wir Stress körperlich verarbeiten, ist immer noch die gleiche wie vor Jahrtausenden, doch wir befinden uns oft in Situationen, die zwar Stress verursachen, in denen wir ihn aber nicht abbauen können. Wir bleiben also auf Dauer angespannt. Doch wer angespannt ist, ist leichter aus dem Gleichgewicht zu bringen, verbraucht viel Energie und hat kaum noch Zugang zu seinen inneren Ressourcen. Wenn dieser Zustand länger andauert, wird die Gesundheit geschwächt, das Leistungsvermögen beeinträchtigt und das Wohlbefinden gemindert.

Entspannungsübungen geben uns die Möglichkeit, innerlich zur Ruhe zu kommen und Gefühlen nachzuspüren – sie zu erkennen, zu benennen und zu beeinflussen. Das hat zur Folge, dass sich neben dem körperlichen Wohlbefinden auch eine positive Stimmung einstellt. Man lernt abzuschalten – vom Berufsalltag, von der momentanen Lebenssituation, von belastenden Problemen – und außerdem besser mit sich selbst und seiner Umgebung umzugehen.

PRAXISTEIL

Wenn der Rücken gesund ist, entsteht ein optimaler Druck auf den Bauch- und Brustraum. Die Wirbelsäule zeigt eine freie Mobilität und Atmung. Das senkt unter anderem auch den Blutdruck. Die Übungen in diesem Kapitel haben sich bewährt, wenn es darum geht, selbstwirksam und selbstverantwortlich die eigenen Rückenschmerzen anzugehen. Diese können bei uns Frauen verschiedene Ursachen haben.

Im Folgenden gehe ich auf die verschiedenen Auslöser ein und gebe dir Tipps für die Praxis. **Ganz am Ende des Kapitels habe ich zudem ein Register erstellt, bei dem du einfach und schnell nachschauen kannst, welche Übungen bei welchen Beschwerden helfen.**

Chronische Schmerzen

Bei chronischen Schmerzen spielen viele Faktoren eine Rolle und es gilt, individuell herauszufinden, was die Hauptauslöser sind. Ganz allgemein kann ich sagen, dass das Schmerzgeschehen mit einer Druckerhöhung sowohl im Brustkorb als auch im Bauchraum einhergeht. Dies belastet den Beckenboden, was zu einer Senkung von Blase, Darm und Gebärmutter oder zu Inkontinenz führen kann. Dann fließt Harn aus beim Husten, Niesen oder wenn man etwas Schweres hebt.

Bei beiden Druck-Themen hilft das Zwerchfell, einen Ausgleich herzustellen. Bei hohem Druck im Brustkorb bleibt das Zwerchfell in der Einatemposition fixiert, bei hohem Druck im Bauchraum bleibt das Zwerchfell in der Ausatemposition fixiert. Beides führt zu myofaszialen Verspannungen. Eine Übung, die hilft, den Druck auszugleichen, ist die Übung »Atemschaukel«. Du findest sie auf Seite 83. Zudem empfehle ich dir alle Atem- und Entspannungsübungen aus diesem Buch.

Zyklusbedingte hormonelle Veränderungen

Hormone bewirken eine Spannungsveränderung in all unseren Geweben, also in Knochen, Organen, Muskeln, Faszien, Gefäßen und Nerven. Schau am Besten im Abschnitt »Faszien und Hormone« nach, da findest du ein paar Tipps.

Veränderungen an Gebärmutter, Eierstöcken und Blase

Bei einer Hysterektomie (Entfernung der Gebärmutter), einer Gebärmuttersenkung, bei Myomen in der Gebärmutter, bei Endometriose (einem schmerzhaften entzündlichen Prozess im Bereich von Gebärmutter, Eileitern und Eierstöcken, bei dem das Gewebe beginnt zu vernarben und mit umliegenden Organen zu verwachsen), einer Blasensenkung, Inkontinenz oder Ähnlichem entstehen veränderte myofasziale Spannungen im Schoßraum, die sich alle auch auf den Spannungszustand des Rückens auswirken können.

Ich empfehle dir die Atem- und Entspannungsübungen im Allgemeinen und im Speziellen die »Atemschaukel« (S. 83), die »Tiefe Bauchatmung« (S. 79) und die »Entspannung in der Rückenlage mit tiefer Bauchatmung« (S. 78). Gegebenenfalls sind auch die Übungen »Scharmbein-Druckauf« (S. 51) und »Hüftknochen-Druck« (S. 52) hilfreich. Bitte erkundige dich bei einer Osteopathin, welche der Übungen in diesem Buch für dich günstig sind.

Instabilität und/oder Blockade im Iliosakralgelenk (ISG)

Es kann passieren, dass die faszialen Strukturen, die das Iliosakralgelenk in seiner Funktion unterstützen, zu lax sind oder unter einer ungünstigen Spannung stehen und es so zu einer Dysfunktion mit einhergehenden Schmerzen kommt.

Mein Tipp: Die Beine im Sitzen nicht überkreuzen – und falls doch, dann immer zu wechseln. Besonders hilfreich finde ich Mobilisationen und Lockerungsübungen für das Becken. Am besten schaust du nach Empfehlungen im »Register« am Ende dieses Kapitels.

Lumbale Instabilität

Ein weiterer Grund für das Auftreten von Rückenschmerzen kann die lumbale Instabilität sein. Für die lumbale Stabilität ist das optimale Zusammenspiel folgender Muskeln wichtig: dem tiefsten queren Bauchmuskel *(transversus abdominis)*, den tiefsten kleinsten Rückenmuskeln *(multifidii)*, dem Beckenboden und Zwerchfell. Die physiotherapeutische Abteilung der Universität in Queensland/Australien weist bei lumbalen Rückenbeschwerden auf eine Dysfunktion des *multifidus* und *transversus abdominis* hin: Bei einem Schmerzgeschehen geschieht die Ansteuerung des queren Bauchmuskels zeitlich verzögert und das Zusammenspiel aller stabilisierenden Muskeln wird gestört.

Die *lokalen* Stabilisatoren sind verantwortlich für die segmentale Stabilität, die *globalen* Stabilisatoren für die Bewegungskontrolle. Beide Systeme zusammen sind verantwortlich für die funktionale Stabilität. Verletzungen, einseitige Bewegungsgewohnheiten und ihre degenerativen Veränderungen beeinträchtigen das stabilisierende Wirbelsäulensystem.

Aus den oben genannten Gründen sollte ein sinnvolles Rückenprogramm das optimale Zusammenspiel aller Muskelgruppen anstreben. Die Wirbelsäulenstabilität kann durch eine optimale neuronale Ansteuerung der Muskulatur verbessert werden. Zudem kann auf einer labilen Unterlage praktiziert werden. Das fördert das Zusammenwirken von Beckenbodenmuskulatur, Bauchmuskeln, Hüftmuskeln und der tiefen Rückenmuskulatur noch mehr. Du findest im Abschnitt »Stabilisation und Kräftigung« einige Übungen dazu.

Chronische Verstopfung

Frauen leiden um ein Vielfaches mehr an chronischer Verstopfung als Männer. Das hat meist psycho-emotionale Gründe (zum Beispiel Essstörungen, ein verschobenes Selbstbild, frau trainiert sich den Drang zum Toilettengang ab, weil sie keine öffentlichen Toiletten nutzen will u. v. m.). Doch auch Stress, Bewegungsmangel, ungünstige Ernährung und Zeitdruck können Gründe sein, wieso sich eine chronische Verstopfung entwickelt. Ein chronisch voller träger Darm verändert die fasziale Spannung im Bauch und kann Rückenschmerzen begünstigen.

Ich empfehle dir die Übung »Atemschaukel« und Übungen, die wie eine Massage auf die Bauchorgane wirken (Drehungen verbunden mit einer tiefen Bauchatmung), Kapalabhati/Schneuzatem und Massageübungen in der Bauchregion mit einem ganz weichen Faszienball (Softball, Durchmesser 9 cm). Zu harte Bälle könnten im schlimmsten Fall einen Darmverschluss provozieren.

Großer, schwerer Busen

Viele Frauen, die mit einer üppigen Oberweite ausgestattet sind, klagen häufig über spannungsbedingte Schmerzen im Bereich der Brustwirbelsäule und des Nackens. Das ist mitunter einer ungünstigen Körperhaltung geschuldet.

Ich empfehle dir die Mobilisation der Wirbelsäule, insbesondere der Brustwirbelsäule. Zudem Übungen die die myofasziale Spannung in der Schulter-Nacken-Region lösen. Einen Buchtipp dazu findest du in der Literaturliste.

Verspannte Hüft- und Beckenmuskulatur

Durch das viele Sitzen »verklebt« der Hüftbeuger *(Iliopsoas)* in der verkürzten Position, und die tiefen Hüftmuskeln (Rotatoren) sowie der Beckenboden und die Adduktoren kommen in eine Überspannung. Einer der Hauptakteure bei Rückenschmerzen kann ein verspannter Piriformis sein (siehe Bild): Er drückt dann auf den Ischiasnerv, was sich unter anderem als Rückenschmerz zeigen kann.

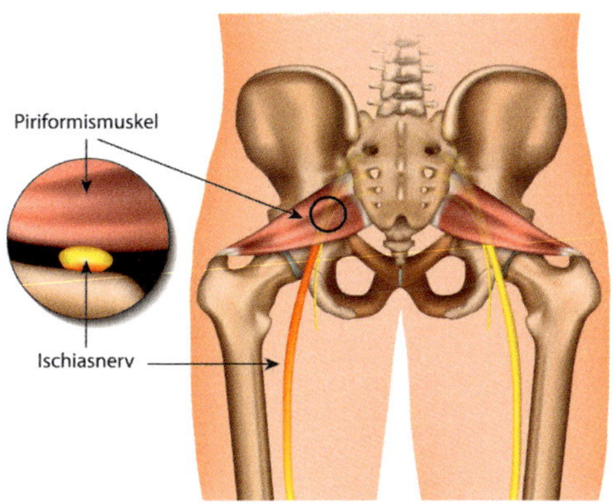

Hier helfen Übungen, die den Piriformis lösen und sowohl den Hüftbeuger als auch die Adduktoren dehnen. Auch Massageübungen mit den Faszienbällen zeigen große Wirkung. Du findest entsprechende Übungen in diesem Buch.

Hohe Spannung der Beinrückseite und der Waden

Ein Training, welches den Fokus auf isolierte, einzelne Muskelgruppen legt, macht – aus Sicht der modernen Faszienforschung – wenig Sinn. Erst die Ganzkörperübungen verfeinern das Zusammenspiel der an der Bewegung beteiligten Körperbereiche und aktivieren die Faszien. Eine hohe Spannung in der Beinrückseite, insbesondere der Waden, kann die Spannung auf den unteren Rücken übertragen, sodass sich dort Schmerzen zeigen.

Ich bin begeistert vom myofaszialen Taping und wurde von Markus Erhard in seiner Technik mit dem Flexotape® ausgebildet. Je nach Anlage entspannt es die verschiedenen Strukturen und kann die Muskelfunktion unterstützen, indem der Muskeltonus ausgeglichen wird. Das myofasziale Taping unterstützt und fördert die Verschiebbarkeit der verschiedenen Gewebeschichten zueinander, harmonisiert deren Oberflächenspannung und optimiert die neuro-muskuläre Verschaltung. Es wirkt schmerzlindernd, unterstützt Heilungsprozesse und schafft Raum und Leichtigkeit bei gleichzeitiger Stabilität.

Mit Dehnungen der ganzen myofaszialen Rückenlinie, die von der Fußsohle über die Waden, Beinrückseiten, das

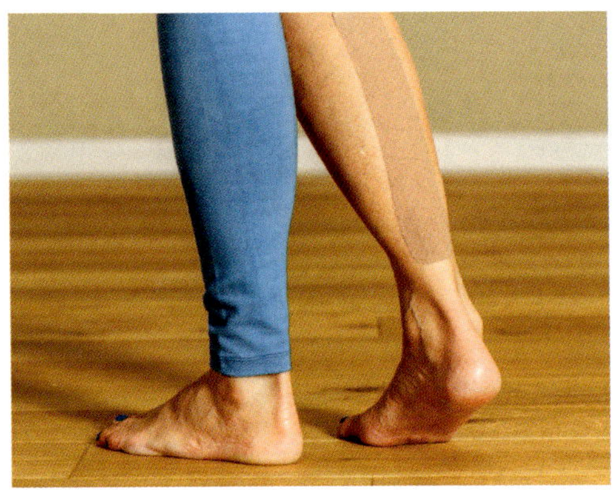

Gesäß, den Rücken und bis über die Augenbrauen geht, kannst du die Spannung allgemein lösen. Zudem empfehle ich dir, die Plantarfaszie an der Fußsohle mit einem Faszien- oder Noppenball regelmäßig zu massieren. Auch das Ausrollen der Waden kann den unteren Rücken lösen.

Bitte beachte Folgendes:

- Nach einer Schwangerschaft: Führe die Übungen in diesem Buch erst durch, wenn die Rückbildung abgeschlossen ist.
- Nach Operationen im Bauchraum: Warte 3–6 Monate, bis du die Übungen in diesem Buch machst (3 Monate bei Trainierten, 6 Monate bei Untrainierten oder bei Übergewicht).
- Bei einer infektiösen Erkrankung (zum Beispiel nach einer Grippe): Geh erst an die Übungen, wenn du vollständig regeneriert bist.
- Bei einem Atemwegsinfekt oder Entzündungen aller Art: Übe immer ohne Schmerzmittel, damit du die Schmerzgrenze spüren kannst.
- Vorsicht bei Antidepressiva: Es kann schnell zu einer Überanstrengung kommen.
- Menschen, die abhängig von Medikamenten und/oder Drogen sind: Über immer erst nach Rücksprache mit einem Arzt/einer Ärztin deines Vertrauens.
- Schmerzpatientinnen empfehle ich, Übungen im Wasser zu machen.
- Wenn du bei den Übungen ein warmes Kirschkernkissen unter den Rücken legst, entspannt das den Rücken und wirkt wie eine Mikromassage.
- Bei einer Brustkyphose (Rundrücken) entlastet ein Kissen unter dem Kopf.
- Der Trainingseffekt wird erhöht, wenn die Augen geschlossen sind.
- Die Unterlage sollte labil sein: Übe statt auf dem Boden lieber auf der Bettmatratze oder einem Kissen.
- Kreiere während des Tages immer wieder aktive Pausen, in denen du dich sanft und locker bewegst und tief durchatmest, am offenen Fenster oder draußen.

Und jetzt teile ich mit dir meine Lieblingsübungen. Mögen sie dir wohltun und Linderung bringen.

Mobilisation Brustwirbelsäule

- Komm in den Vierfüßlerstand und auf deine Unterarme, sodass die Ellenbogen unter den Schultern sind. Aktiviere die Bauchmuskulatur und rolle das Becken leicht ein, damit der untere Rücken lang wird. Die Lendenwirbelsäule bleibt während der Übung stabil. Lass den Brustkorb mit der Ausatmung Richtung Boden sinken. Die Schulterblätter nähern sich einander an, als ob du die Wirbelsäule zwischen ihnen verstecken wolltest.
- Dann gib Druck auf die Unterarme und lass dein Herz mit der Einatmung wieder nach oben aufsteigen, um den Raum zwischen den Schulterblättern zu füllen. Mobilisiere die Brustwirbelsäule für 1–3 Minuten und spüre dann in einer für dich bequemen Position nach.

So wirkt's: Befreit die Brustwirbelsäule von Spannungen. Mobilisiert den Rücken.

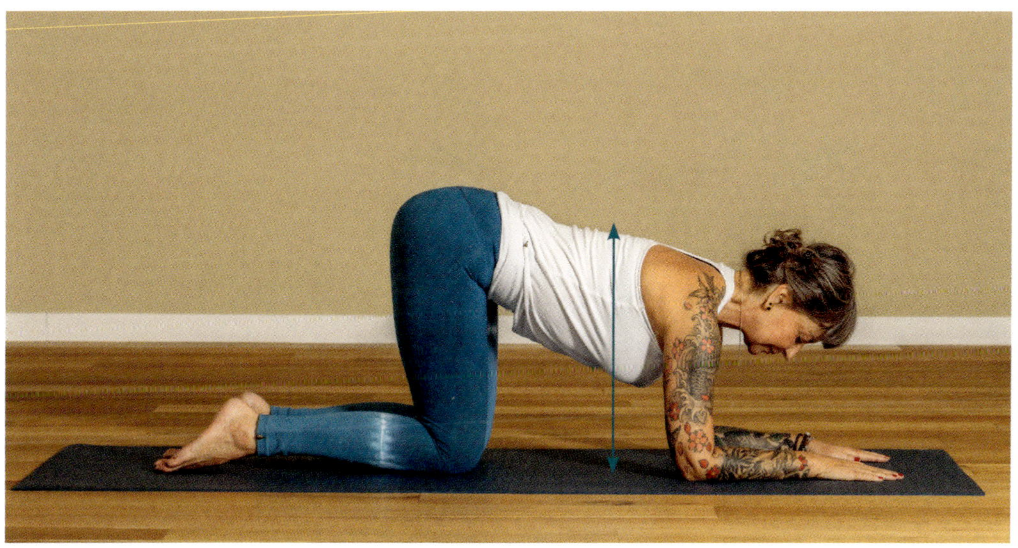

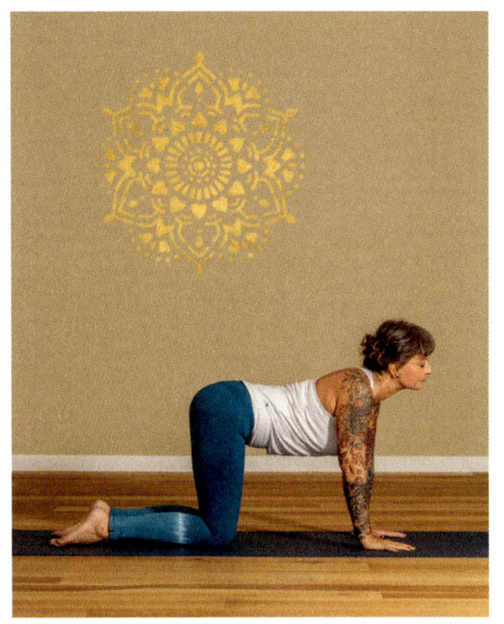

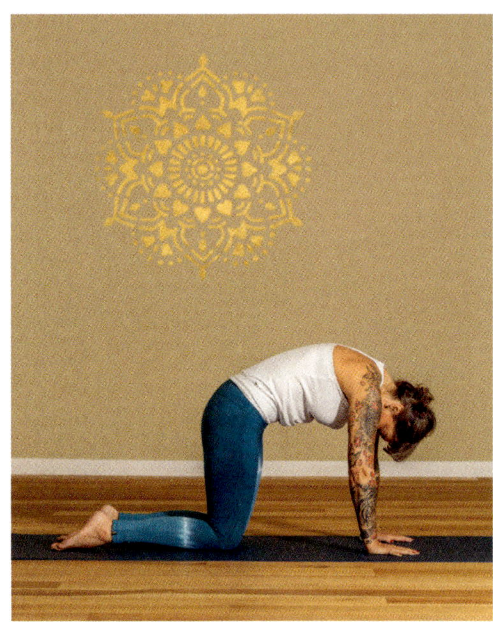

Katzenwellen mit faszialen Varianten

» Begib dich in den Vierfüßlerstand. Fang bei der Hüfte an, den Rücken einzurollen bis in den Katzenbuckel. Zum Schluss folgt der Kopf. Dann lass den Rücken wieder lang werden. Beginne ebenfalls mit dem Kippen des Beckens und schließe mit dem Kopf ab. Atme aus, wenn du dich einrollst, und atme ein, wenn du wieder lang wirst. Dann wechsle den Atemrhythmus, sodass du in den Katzenbuckeln einatmest und in die Länge aus. Spüre den Unterschied zwischen den beiden Atemmöglichkeiten.

» *Variante 1:* Runde mit der Ausatmung den Rücken wie bei der vorigen Übung. Verlagere mit der Einatmung dein Gewicht nach hinten und bleibe dort für einige Atemzüge. Atme dabei in den unteren Rücken ein und lass dort Weite entstehen. Komme einatmend wieder in die Ausgangsposition zurück. Verlagere dich in den nächsten Runden beim Zurückgehen auch mal nach rechts und nach links. Dann komm in einen bequemen Sitz und spüre nach.

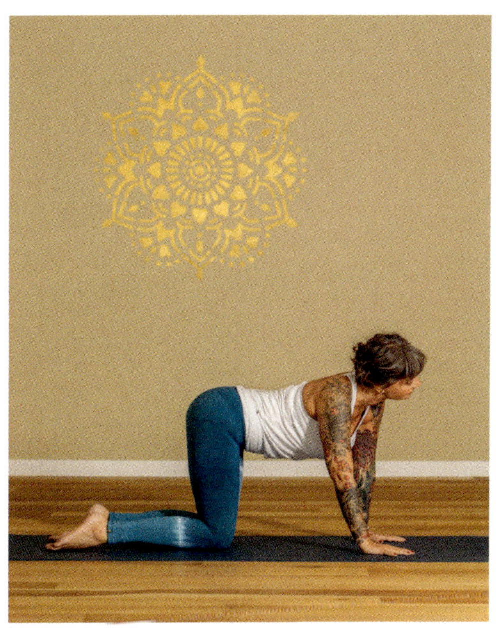

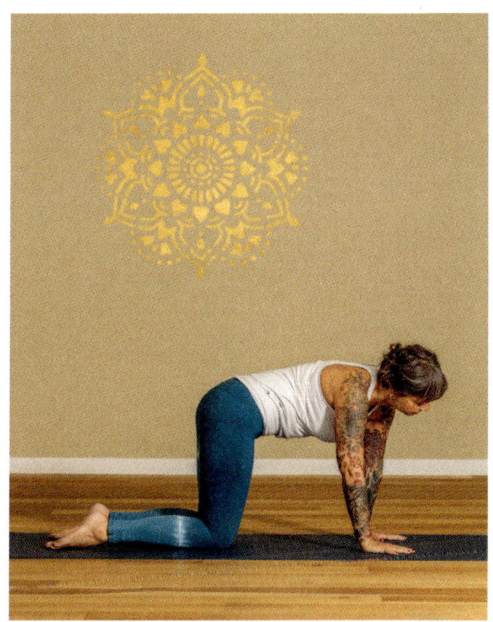

» *Variante 2:* Lass nun freie Bewegungen entstehen wie beim Räkeln: Komm über die Seite, verlagere dich mehr nach vorne oder hinten, integriere auch den Kopf und die Schultern mit in die Bewegung. Finde in einen kreisenden, wellenförmigen Fluss, der sich für dich gut anfühlt. Bewege dich für 1–3 Minuten frei in der Katze, dann spüre nach.

So wirkt's: Mobilisiert die Wirbelsäule. Dehnt den Rücken und die Flanken. Lockert Verklebungen am Beckenkamm.

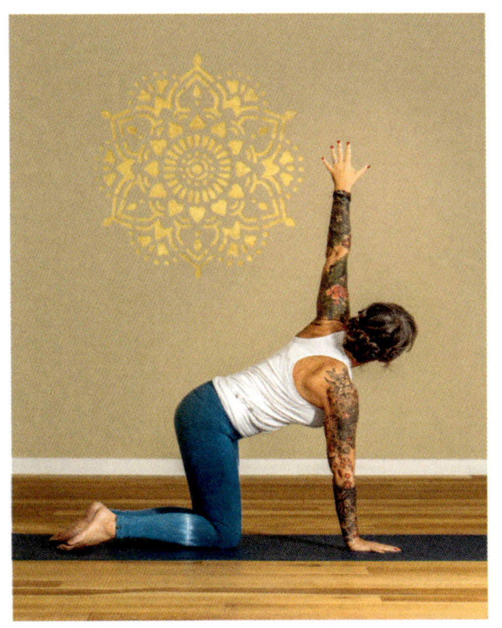

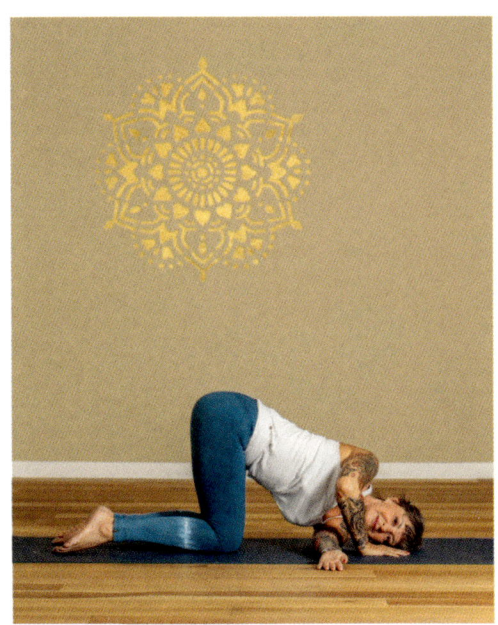

Katzentwist

- Komm in die Katze. Aktiviere die Bauchmuskulatur und den Beckenboden zur Stabilisierung der Körpermitte. Strecke den linken Arm nach oben und atme dabei tief ein. Fädle mit der Ausatmung den Arm unter der Standhand durch und tauche ab in eine Rotation. Schenke dir 8–10 Atemzüge, um die Wirbelsäule an die Drehung zu gewöhnen, und werde mit jedem Atemzug größer. Dann komm mit der Einatmung wieder nach oben.
- Spüre zum Beispiel in der Kindeshaltung nach, bevor du die Seite wechselst.

So wirkt's: Mobilisiert die Wirbelsäule. Dehnt den Rücken und die Flanken. Lockert Verklebungen am Beckenkamm. Weitet das Zwerchfell und vertieft den Atem.

Mobilisation des Iliosakralgelenks

» Komm in die Seitenlage. Strecke das untere Bein lang auf der Matte aus und winkle das obere Bein im rechten Winkel vor dir an. Lege einen ca. 20 cm großen, weichen Ball (SpiritBall) unter den Oberschenkel, knapp oberhalb des gebeugten Knies. Kippe die obere Hüftseite nach vorne, sodass sich das Knie von dir wegbewegt und der Ball an deiner Oberschenkelinnenseite nach oben rollt. Der Oberkörper rotiert mit. Dann komm wieder zurück in die Ausgangsposition.

» Du kannst die Kippbewegung schnell oder langsam ausführen – finde deinen Rhythmus und variiere. Der Atem fließt ruhig und gleichmäßig, während du die Bewegung 1–3 Minuten durchführst. Spüre in der Bauch- oder der Rückenlage nach, bevor du die Seite wechselst.

So wirkt's: Mobilisiert das Becken und das Iliosakralgelenk. Entspannt den unteren Rücken.

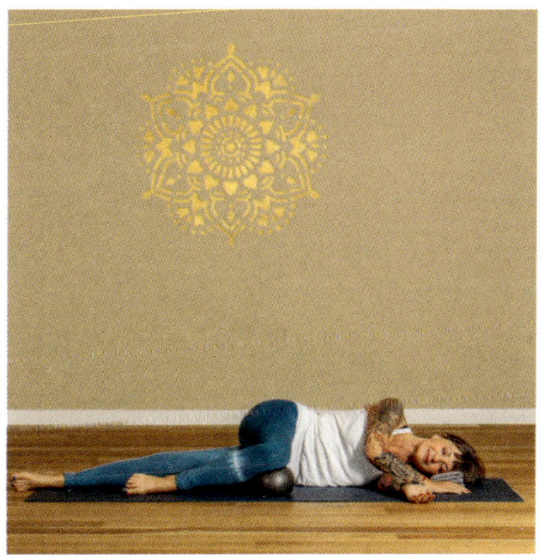

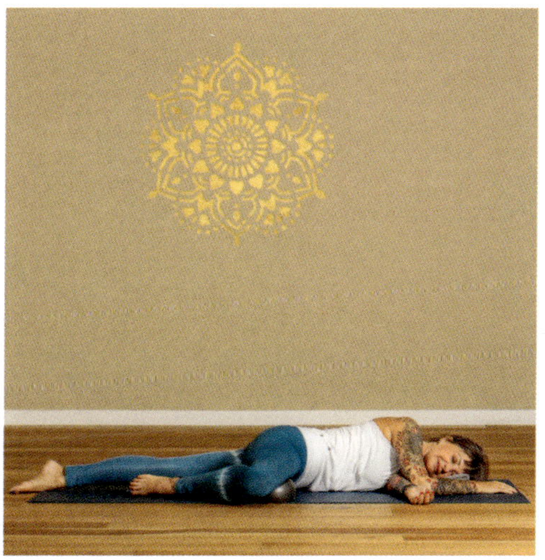

Scheibenwischer-Beine

» Komm mit ausgestreckten Beinen in die Rückenlage. Lenke die Aufmerksamkeit zu deinen Fersen. Dreh beide Oberschenkel vom Hüftgelenk aus nach innen, sodass die Zehen Richtung Mittellinie gerichtet sind. Dann dreh sie wieder nach außen. Lass die Beine für 1–3 Minuten ganz schnell auf den Fersen ein- und ausrollen. Dein Becken und deine Beine sind dabei locker und entspannt. Der Atem fließt ruhig und gleichmäßig.

» Beobachte, was während des Scheibenwischers im Rücken passiert. Halte inne und spüre in die Beine, das Becken, die Hüftgelenke und den unteren Rücken.

So wirkt's: Löst Blockaden im Iliosakralgelenk. Mobilisiert die Hüftgelenke. Entlastet den unteren Rücken.

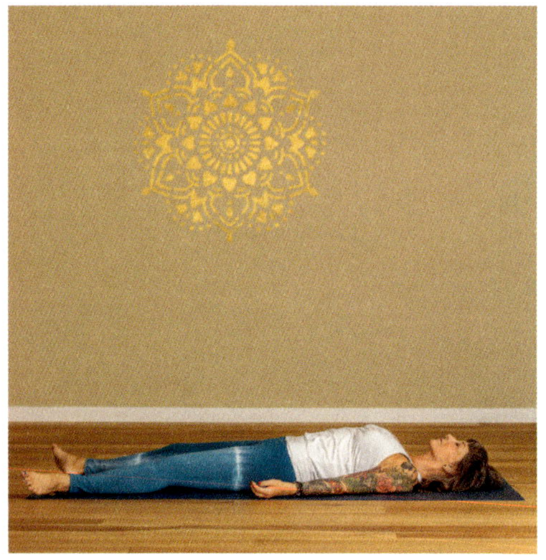

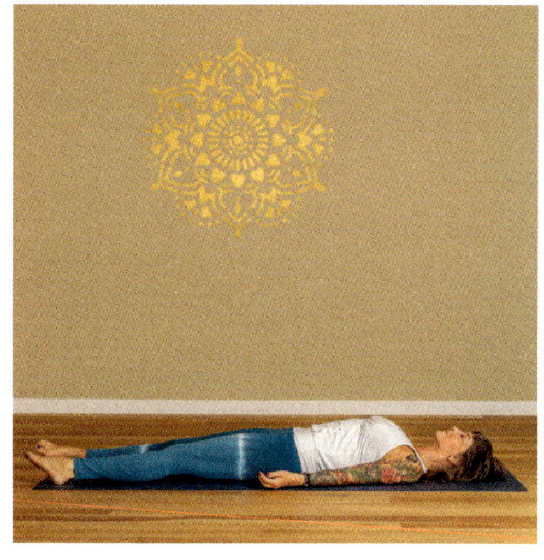

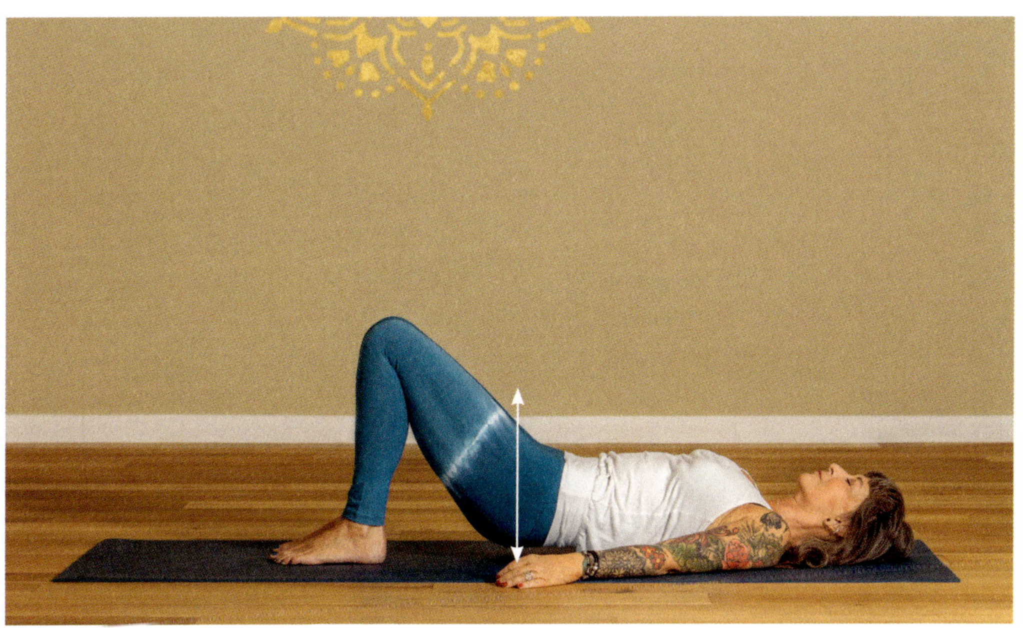

Beckenklopfen

- Komm in die Rückenlage und stell die Füße in einer angenehmen Distanz zum Gesäß auf. Das Becken und das Kreuzbein liegen auf dem Boden. Hebe das Becken leicht an und lass es zurück auf die Erde fallen. Du kannst die Bewegung langsam und von weiter oben ausführen und so das Kreuzbein stärker ausklopfen. Du kannst aber auch schnelle kleine Impulse wählen. Finde dein Tempo und deine Intensität, sodass du dich in die Aktivität hinein entspannen und Gelassenheit in deinem Tun finden kannst.
- Dein Atem fließt gleichmäßig weiter, während du dein Kreuzbein 1–3 Minuten ausklopfst. Halte inne und spüre nach.

So wirkt's: Löst Verspannungen im unteren Rücken und im Iliosakralgelenk. Aktiviert Energieströme.

Trommelfäuste

» Stell deine Füße in der Rückenlage in einer angenehmen Distanz zum Gesäß auf. Forme entspannte Fäuste und trommle mit ihnen locker auf die Hüftknochen. Gib den Impuls von oben, als würdest du einen Hammer benutzen. Die Ellenbogen bleiben dabei am Boden liegen.

» Du kannst mit beiden Fäusten gleichzeitig auf den Hüftknochen klopfen oder im Wechsel. Spüre, wie die Trommelschläge direkt im Becken, im unteren Rücken und im Iliosakralgelenk ankommen. Mach das für 1–3 Minuten, dann halte inne und spüre nach.

So wirkt's: Löst Verspannungen im unteren Rücken, im Becken und im Iliosakralgelenk.

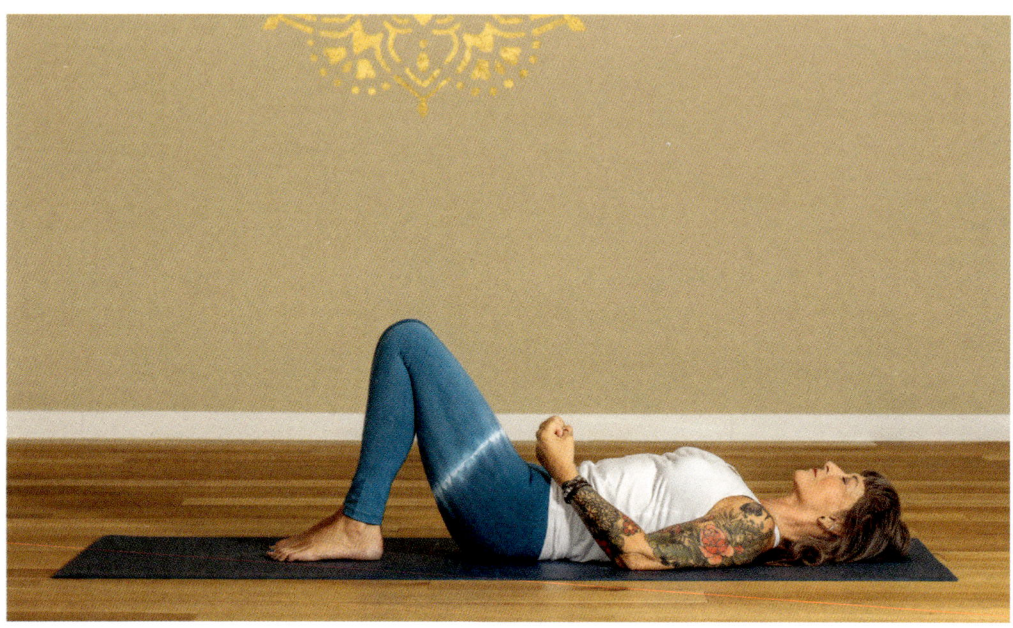

Rückenfaszie reiben

- Komm in einen aufrechten, bequemen Stand. Lege deine Handflächen flach auf den Rücken und beginne ihn auszustreichen. Lass dieses Reiben immer schneller werden, sodass eine angenehme Wärme entsteht.
- Atme tief durch, während du für 1–3 Minuten die Hände schnell über den Rücken rubbelst. Lass die Arme entspannt hängen und spüre nach.

So wirkt's: Entspannt den unteren Rücken. Löst Verklebungen im myofaszialen System. Aktiviert Energieströme. Verbessert die Durchblutung und erzeugt wohlige Wärme.

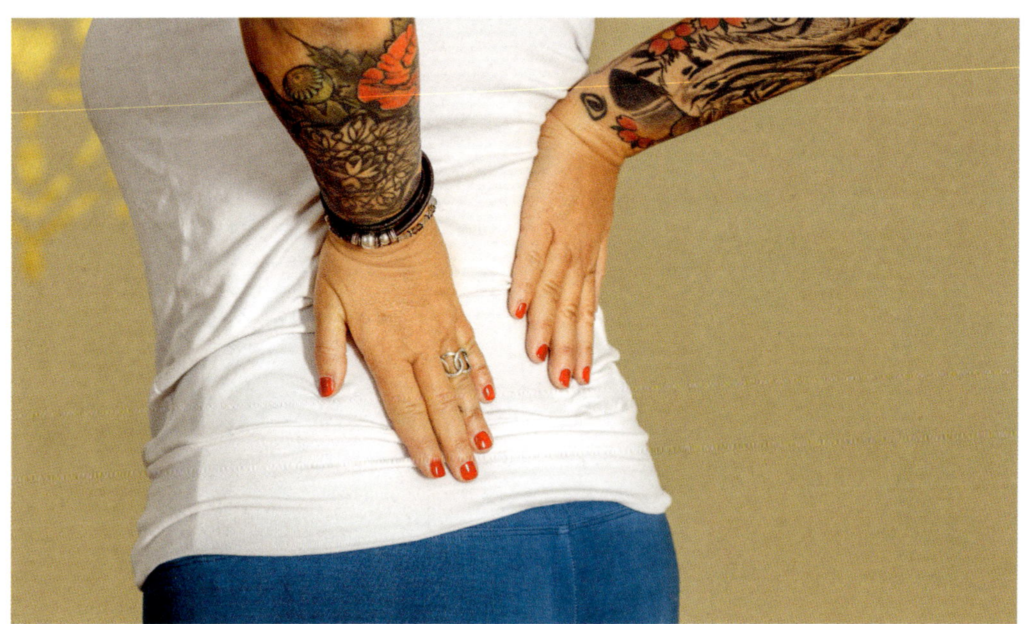

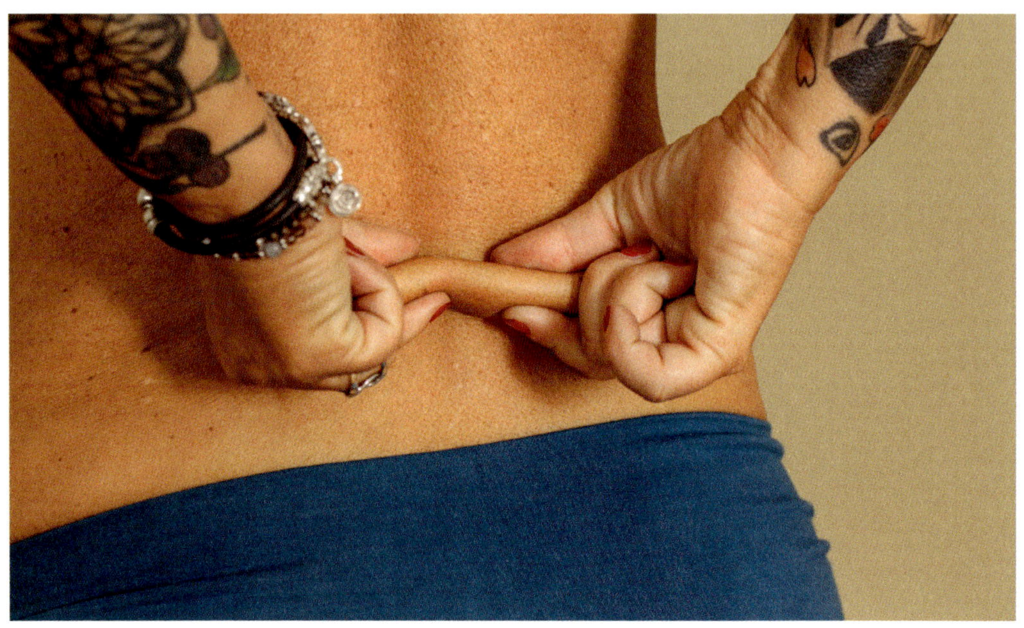

Rückenfaszie zupfen

» Steh aufrecht und bequem. Platziere deine Hände oberhalb des Kreuzbeins. Greife rechts und links der Wirbelsäule ein Stück Haut und klemme es zwischen deine Finger. **Kneife** es, **rolle** es, **drehe** es, **schüttle** es – probiere verschiedene Bewegungen und Richtungen aus. Zupfe so den unteren Rücken Hautstück für Hautstück durch. Dein Atem fließt dabei gleichmäßig. Lass zum Schluss die Arme entspannt hängen und spüre nach.

» Wenn die Verspannungen im unteren Rücken sehr fest sind, ist die Haut oft straff gespannt und lässt sich nicht richtig greifen. Zur Lockerung könntest du dir eine Schröpfmassage gönnen.

So wirkt's: Entspannt den unteren Rücken. Löst Verklebungen im myofaszialen System. Aktiviert Energieströme. Verbessert die Durchblutung und erzeugt wohlige Wärme.

Schütteln

- Komm in einen aufrechten und stabilen Stand. Deine Füße sind gut geerdet, die Knie entspannt. Die Arme hängen locker neben dem Körper. Beginne in den Knien zu federn und lass die Bewegung immer größer werden, sodass eine Vibration durch deinen ganzen Körper geht.
- Lass deinen Atem gleichmäßig fließen, während du dich 1–3 Minuten durchschüttelst. Spüre nach.

So wirkt's: Lockert den gesamten Körper. Verbessert die relative Beweglichkeit der verschiedenen Gewebeschichten zueinander. Löst Verklebungen im myofaszialen System. Aktiviert Energieströme.

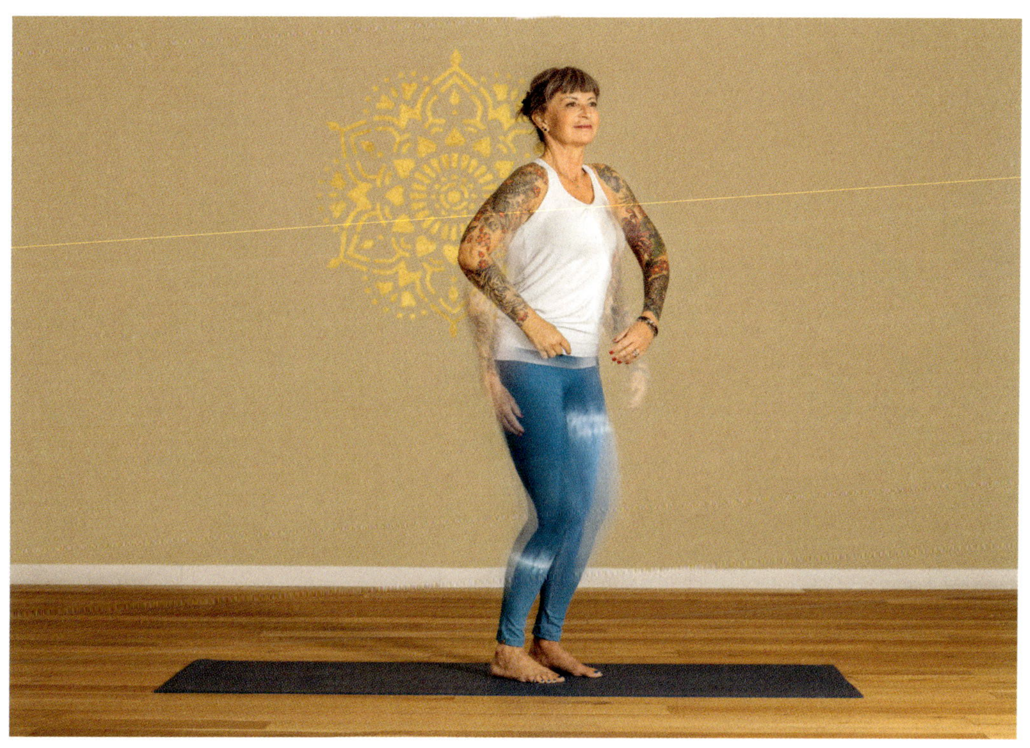

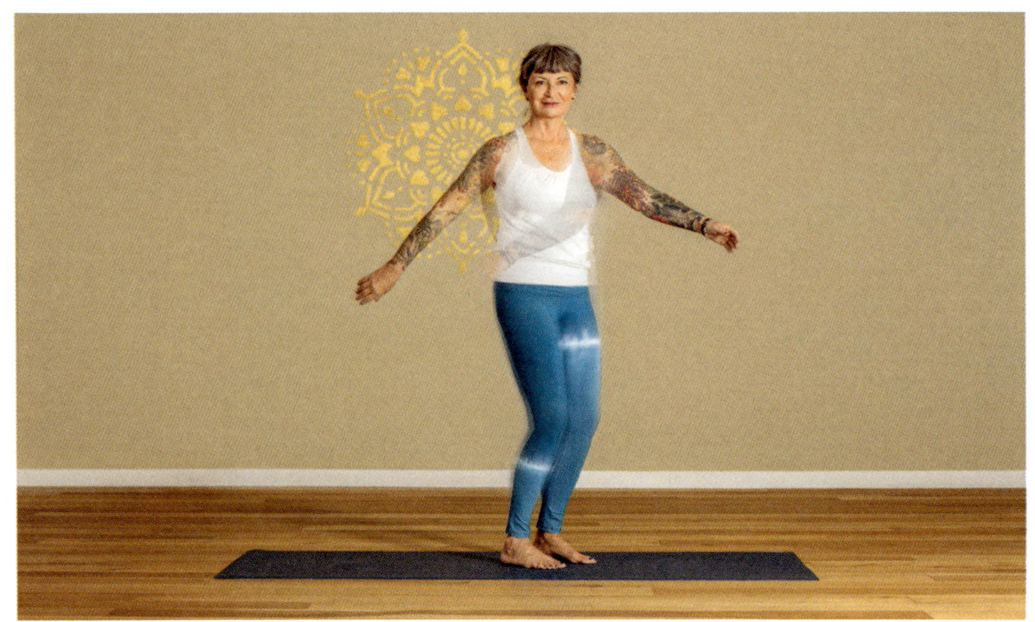

Tempelglocken

» Öffne die Füße etwa schulterbreit. Dein Stand ist stabil und gut geerdet. Dreh den Oberkörper um deine Mittelachse nach rechts und links. Die Arme und die Hüfte schwingen locker mit. Lass deinen Atem gleichmäßig fließen, während du die Rotation 1–3 Minuten durchführst. Spüre nach.

So wirkt's: Lockert den gesamten Körper. Entspannt den Rücken. Mobilisiert die Wirbelsäule. Aktiviert Energieströme.

Wade ausrollen

- Rolle dir in einer sitzenden Position mit einer Faszienrolle oder einem Peanut (Doppelball) eine Wade nach der anderen aus. Diese Übung erfordert Kraft in Armen und Körperzentrum. Achte dabei auf eine Körperhaltung, bei der du trotzdem entspannt bleiben kannst.
- Du kannst die Intensität erhöhen, indem du das freie Bein vom Boden löst und auf das gestreckte Bein legst. Das gibt einen stärkeren Impuls ins Gewebe, braucht allerdings auch mehr Stützkraft.

So wirkt's: Löst myofasziale Spannung in den Waden und der ganzen myofaszialen Rückenlinie.

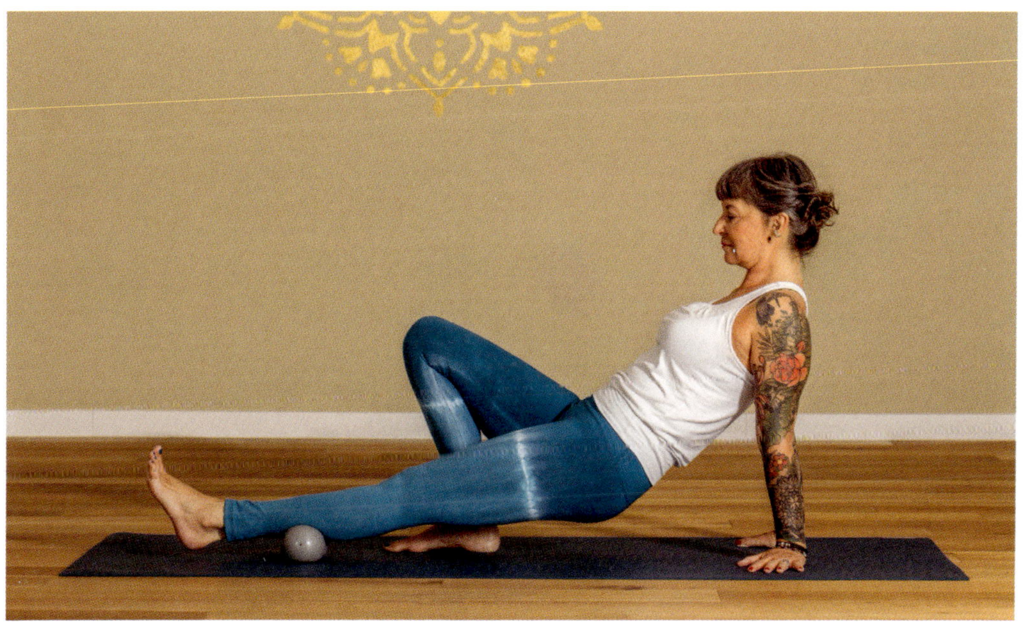

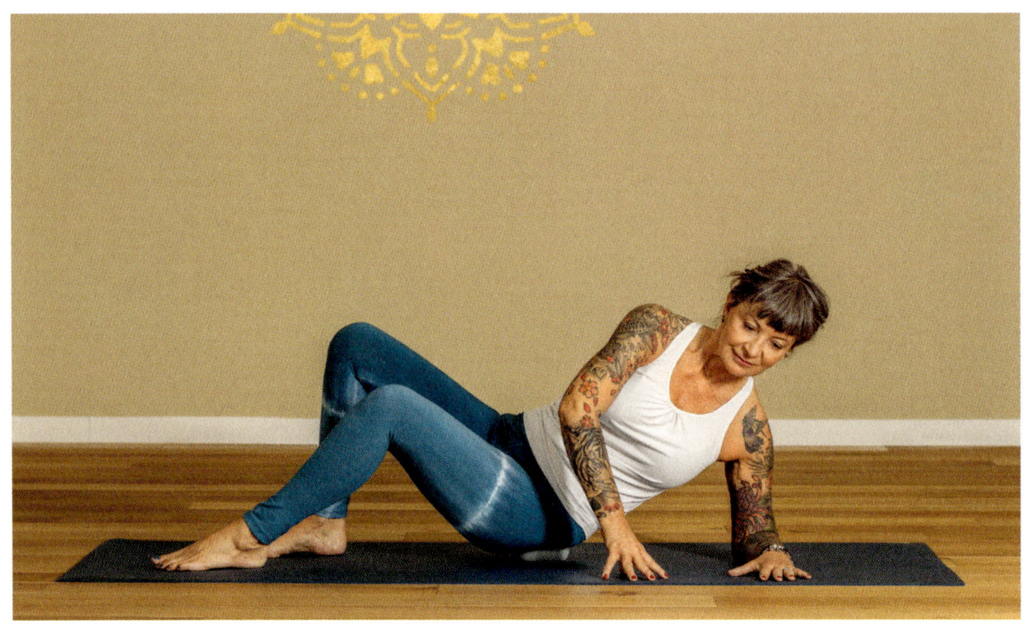

Piriformis massieren

- Setz dich auf die Matte und stell die Füße in einer angenehmen Distanz zum Gesäß auf. Platziere den silbernen Faszienball (Durchmesser 9 cm) unter deinen linken Sitzbeinhöcker. Bewege die Hüfte so, dass der Ball den Sitzbeinhöcker langsam umkreist. Kreise ein paarmal in beide Richtungen und wechsle die Richtungen auch zwischendurch.
- Dreh dich jetzt zur Seite und stütze dich auf der linken Hand bzw. deinem linken Unterarm ab. Lass den Ball mit kleinen kreisenden Bewegungen quer über deine Gesäßmuskulatur gehen und suche nach Schmerzpunkten. Wenn du einen findest, verweile dort und atme ruhig weiter, bis sich der Schmerz auflöst. Wiederhole das, bis du seitlich am Beckenkamm angekommen bist.
- Lass dir dafür etwa 5 Minuten Zeit, atme dabei ruhig und gleichmäßig und achte darauf, dich immer wieder in der Position zu entspannen. Wiederhole dann die Übung auf der anderen Seite.

So wirkt's: Löst myofasziale Spannungen im Beckenboden, in der tiefen Hüftmuskulatur, dem Piriformis. Befreit die Hüftgelenke und den unteren Rücken.

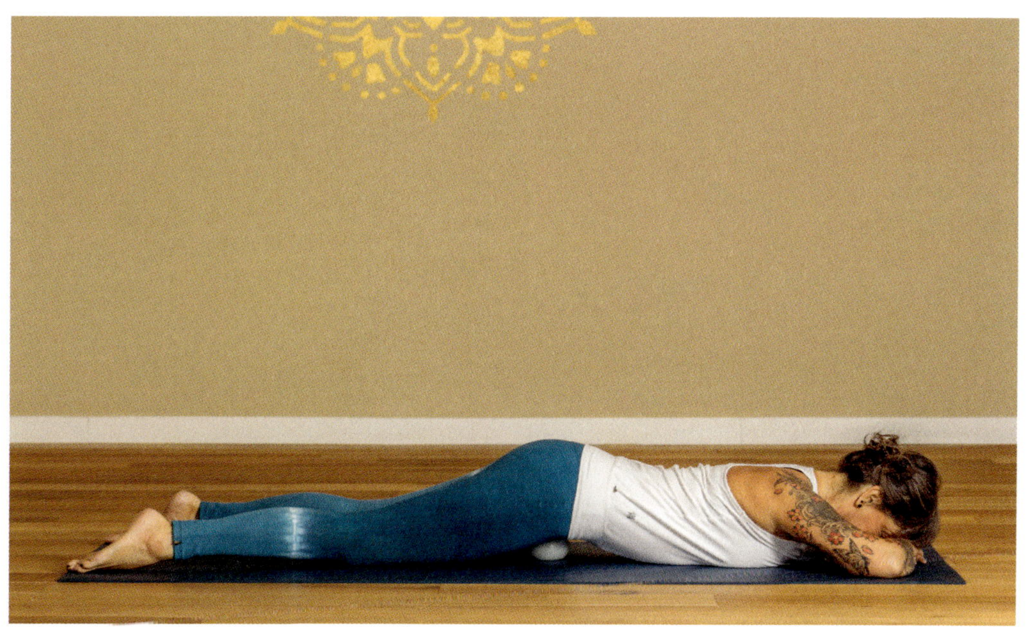

Scharmbein-Druck

- Seit vielen Jahren nenne ich das Schambein (os pubis) Scharmbein – angelehnt an das Französische »charme«.
- Finde in der Bauchlage eine entspannte Position für deinen Kopf. Platziere den silbernen Faszienball (oder den Softball!) unter deinem Scharmbein. Atme für 8–10 Atemzüge bis tief in den Bauch, sodass deine Einatmung Druck auf den Ball ausübt. Wenn sich die Bauchspannung mit der Ausatmung löst, lass dich weiter in den Ball hineinsinken. Danach schiebst du ausatmend dein Scharmbein aktiv in den Ball, als ob du ihn zusammendrücken wolltest.
- *Variante:* Nachdem du Druck auf den Ball gibst, verlängere ein Bein aus der Hüfte heraus und hebe es an. Senke das Bein und löse den Druck. Dann drück und hebe das andere Bein. Wiederhole die Übung 5-mal pro Seite. Zum Abschluss kannst die Übung noch 5-mal mit beiden Beinen gleichzeitig ausführen.
- Entferne den Ball und spüre in der Bauchlage nach.

So wirkt's: Löst Spannungen im Beckenraum. Befreit den unteren Rücken.

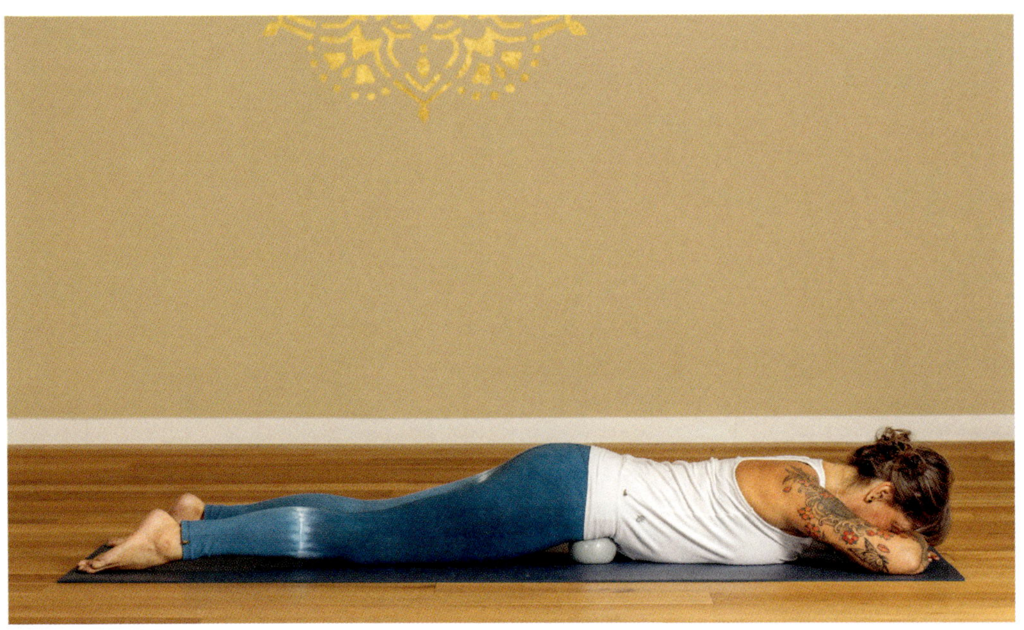

Hüftknochen-Druck

» Lege die beiden silbernen Bälle nun rechts und links an die Innenseite der Hüftknochen. Den Kopf kannst du entspannt auf deinen Händen oder einem Kissen ablegen. Nimm tiefe Atemzüge bis hinunter in den Bauch, sodass die Einatmung Druck auf die Bälle ausübt. Lass dich mit der Ausatmung weiter in die Bälle hineinsinken. Verweile mit dieser intensiven Atmung 1–3 Minuten in der Position.

» *Variante:* Auch hier kannst du die Beine einzeln anheben. Wenn du die Übung beendest, entferne die Bälle und spüre in der Bauchlage nach.

So wirkt's: Löst Spannungen im Beckenraum. Befreit den Hüftbeuger, die Hüftgelenke und den unteren Rücken.

Zwerchfell lösen

» Komm in der Bauchlage auf die Unterarme. Lege den silbernen Faszienball (oder den Softball!) in die Magengrube. Atme für 1–3 Minuten in Richtung Ball, sodass die Einatmung Druck auf ihn ausübt. Das kann ziemlich schmerzhaft sein. Wenn sich die Bauchspannung mit der Ausatmung löst, lass dich weiter in den Ball hineinsinken. Im Lauf der Übung wirst du deinen Oberkörper weiter nach unten in Richtung Bauchlage absinken lassen können. Atme ruhig weiter. Denn entferne den Ball und spüre in der Bauchlage nach.

So wirkt's: Löst Spannung im Zwerchfell und Oberbauch. Befreit den Atem. Löst Spannungen im Rücken.

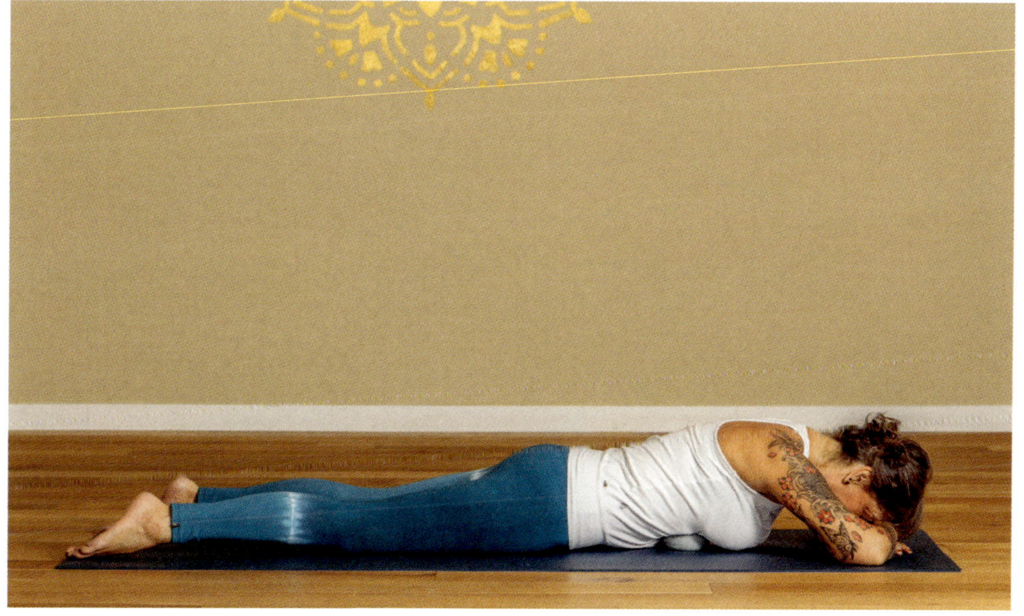

Bewegter Hund mit faszialen Varianten

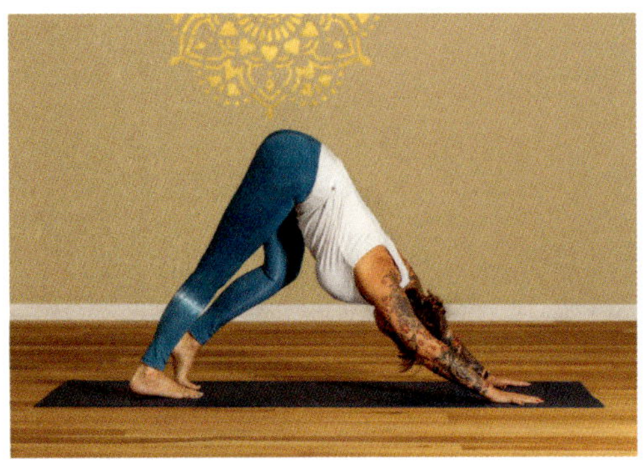

- Komm in den herabschauenden Hund. Wähle den Abstand zwischen Händen und Füßen so, dass dein Rücken gerade ist und sich dein Gewicht hauptsächlich auf den Füßen befindet. Bring den Kopf in eine Position, in der sich der Nacken gut anfühlt.
- Laufe auf der Stelle, indem du abwechselnd nur die Fersen hebst. Beuge ein Knie mehr als das andere und schiebe vom langen Bein die Ferse nach unten. Integriere dein Becken in die Bewegung, indem du es seitlich verschiebst. Binde auch die Schultern und den Kopf mit ein, wenn es sich gut für dich anfühlt. Dann folge deinem inneren Impuls und finde in spontane freie Bewegungen. Dein Atem fließt gleichmäßig, während du dich für 1–3 Minuten im Hund bewegst. Spüre in einer bequemen Position nach.

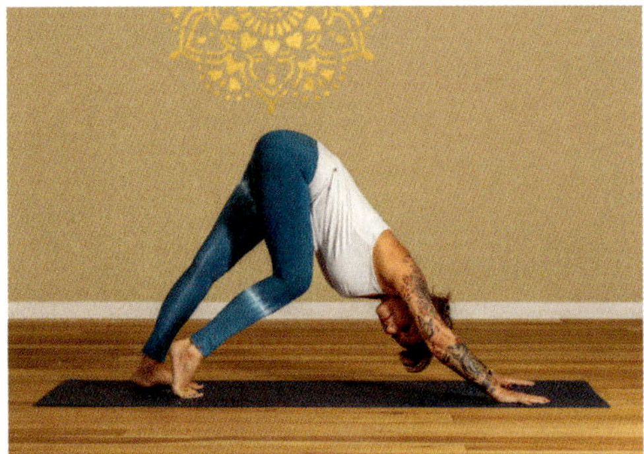

So wirkt's: Mobilisiert die Wirbelsäule und die Hüfte. Dehnt die komplette Rückseite, die Oberkörpervorderseite und die Flanken. Löst Verklebungen am Beckenkamm.

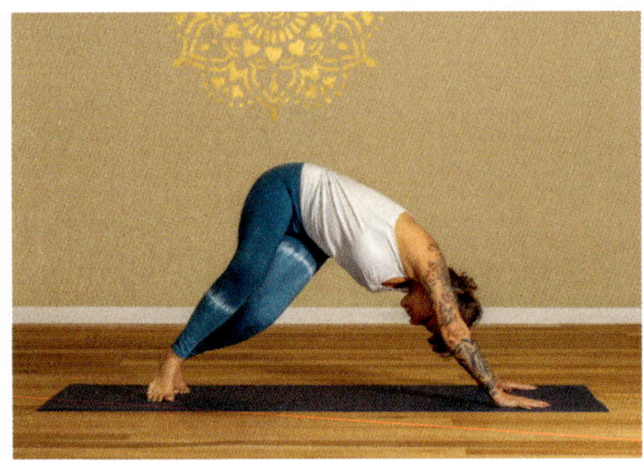

Gedrehter Hund mit faszialen Varianten und Kapalabhati

» Öffne im herabschauenden Hund die Füße mattenbreit und lass die Distanz zwischen den Händen und Füßen etwas kürzer werden, sodass deine Fersen bequem den Boden erreichen – setze dafür gegebenenfalls deine Hände auf Yogablöcke. Greife mit deiner rechten Hand von außen an die linke Wade oder den linken Knöchel und rotiere den Oberkörper unter dem Stand-Arm hindurch. Dein Blick geht in eine für den Nacken angenehme Richtung. Atme 8–10 tiefe Atemzüge bis in den Bauch. Komm zurück in die Ausgangsposition und spüre nach, bevor du die Seite wechselst.

» *Variante:* Wiederhole die Übung noch einmal und atme im Twist in Kapalabhati (Anleitung siehe S. 81). Spüre in einer bequemen Position nach.

So wirkt's: Mobilisiert die Wirbelsäule. Dehnt den Brustkorb und entspannt die Zwischenrippenmuskulatur. Erhöht die Elastizität des Zwerchfells und stärkt es. Löst Verklebungen am Beckenkamm. Massiert die Bauchorgane.

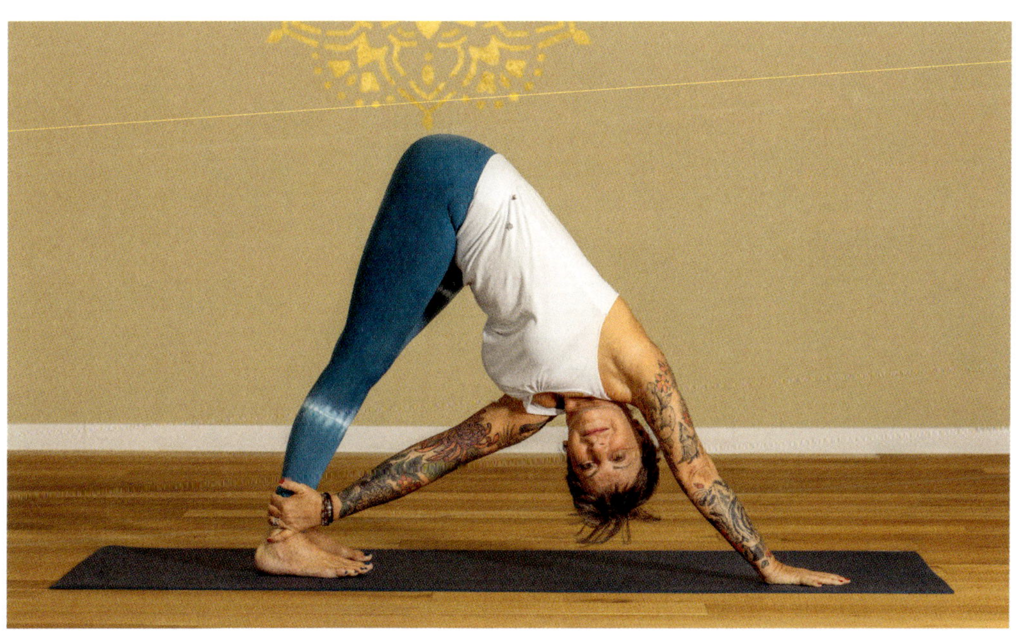

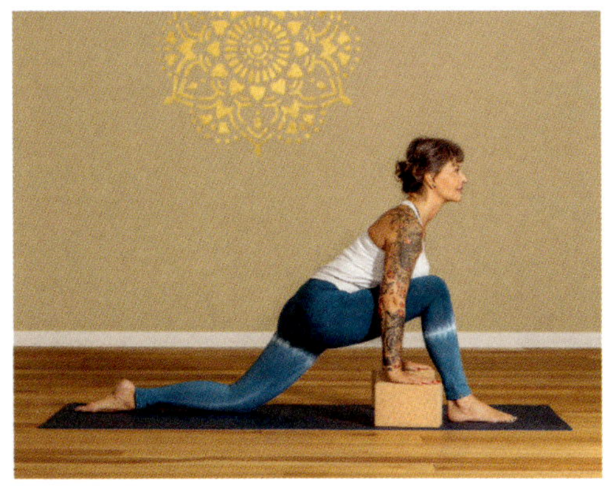

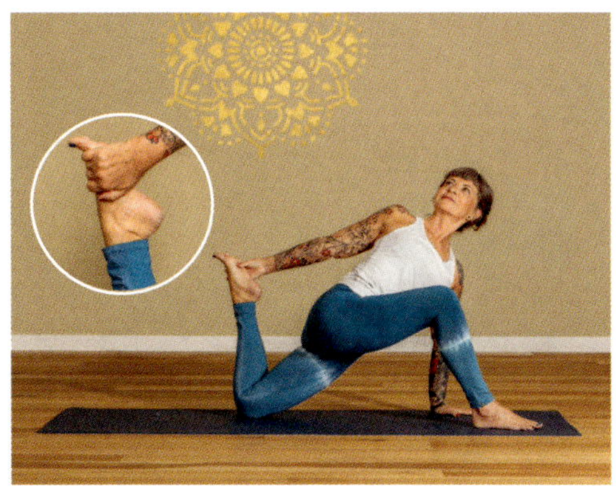

Ausfallschritt kniend mit faszialen Varianten

» Steige mit dem linken Bein nach hinten in einen Ausfallschritt und lege das linke Knie auf der Matte ab. Gerne noch auf einer Decke oder einem Kissen. Dein rechtes Knie steht senkrecht über dem Sprunggelenk. Stell die Hände rechts und links neben dem Fuß auf; gerne auf den Fingerspitzen oder auf Blöcken, damit der Rücken lang bleiben kann. Federe dich für 8–10 Atemzüge in die Position hinein. Dann halte inne, beuge das hintere Knie und greife den Fuß mit der linken Hand.

» Probiere in den Wiederholungen verschiedene Griffpositionen aus. Greife den Knöchel von außen oder von innen. Bring die Hand von oben an den Fußspann. Verwende einen Yogagurt oder ein Handtuch, wenn der Fuß zu weit weg ist. Drücke den Fuß für 5 gleichmäßige Atemzüge in die Hand hinein, um einen Kraftimpuls zu generieren. Dann löse und verändere die Griffposition für die nächste Runde auf der anderen Seite.

So wirkt's: Dehnt die Oberschenkelvorderseite, die Hüfte, die Brust und die Schulter.

Halber Spagat mit faszialen Varianten

- Verlagere dich aus dem Ausfallschritt nach hinten, bis sich das Gesäß über dem Knie befindet und dein rechtes Bein gestreckt ist. Die Hände liegen rechts und links vom Bein auf dem Boden oder auf zwei Yogablöcken. Flexe den rechten Fuß und beuge den Oberkörper gerundet nach vorne über das lange Bein. Atme tief in den Rücken hinein, sodass er sich nach oben hinten weitet.
- Verweile einige Atemzüge, zieh den Rücken lang und sinke für ein paar Atemzüge in die Dehnung. Schiebe dann deine Ferse kraftvoll in den Boden. Bleibe auch hier für einige Atemzüge und löse dann den Druck.
- Schwenke nun dein Becken ganz langsam nach rechts und links. Nimm wahr, wie all diese Varianten die Dehnung über die Beinrückseite verändern, bevor du die Seite wechselst.

So wirkt's: Dehnt die Oberschenkelrückseite und die myofasziale Rückenlinie sowie den Rücken. Lockert Verklebungen am Beckenkamm.

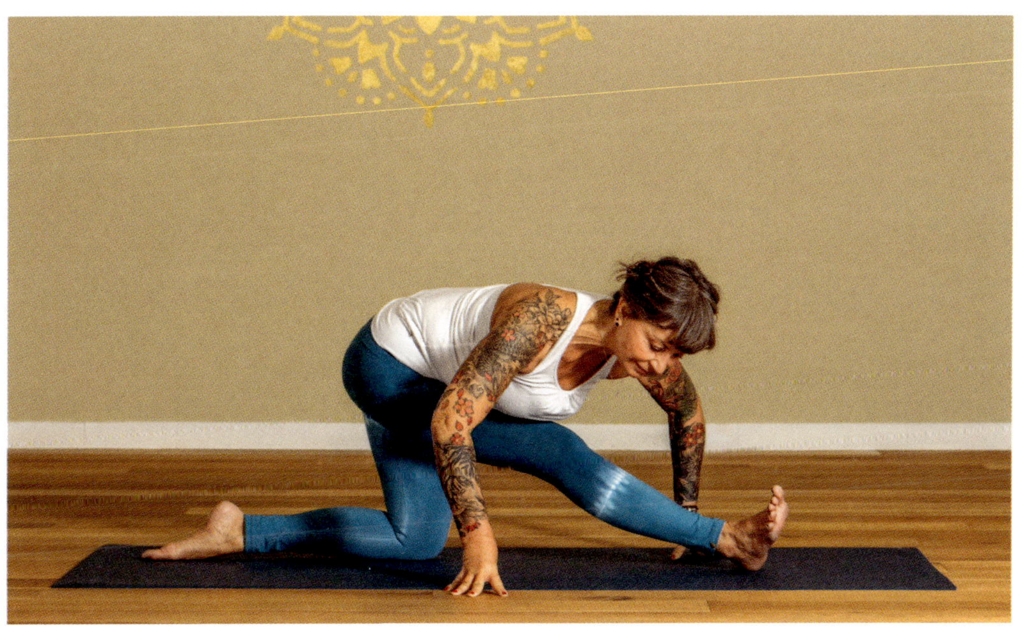

Knopf mit faszialen Varianten

- Setz dich auf ein Kissen und falte die Beine so, dass das rechte Bein über dem linken ist und sich die Füße rechts und links neben der Hüfte befinden. Greif mit den Händen an die Füße. Der rechte Sitzbeinhöcker sinkt in Richtung Boden. Wenn die Dehnung im Gesäß zu stark ist, kannst du das linke Bein nach vorn ausstrecken. Lass den Atem gleichmäßig fließen, während du dich in die Position hineinschmelzen lässt. Dann beginne dich seitwärts zügig hin- und herzuwiegen.
- Als nächste Variante rollst du dich ganz langsam hinter die Sitzbeinhöcker und richtest dich wieder auf und/oder neigst dich nach vorne – folge deinem inneren Impuls und lass Bewegungsvarianten entstehen.
- Hebe dann den rechten Arm und komme in eine Seitneige nach links. Die linke Hand schiebt in den Boden und bringt somit den rechten Sitzbeinhöcker wieder nach unten. Drehe nun den Oberkörper nach vorne ein und öffne dich wieder nach oben – probiere verschiedene Bewegungsrichtungen aus. Der Arm geht mit.
- Wiederhole das Ganze dann auf der anderen Seite.

So wirkt's: Dehnt die tiefe Hüftmuskulatur (Rotatoren, Piriformis) und die Flanken. Mobilisiert die Hüfte und die Wirbelsäule.

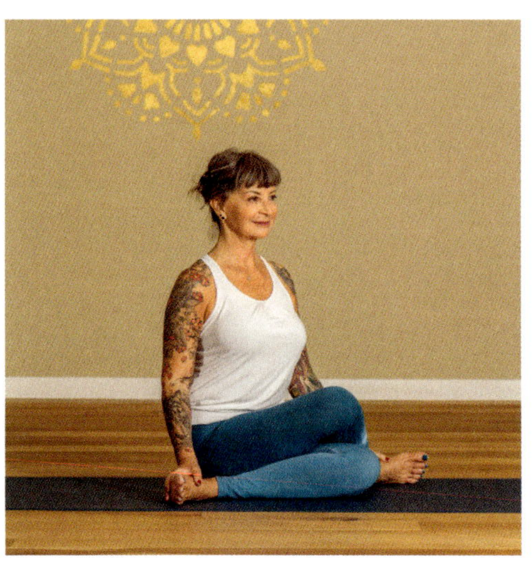

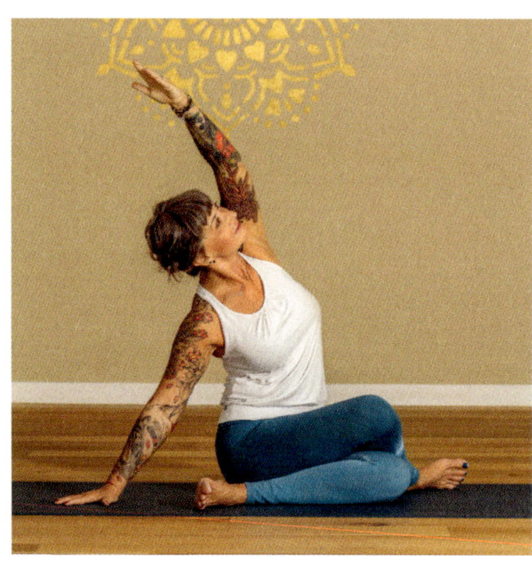

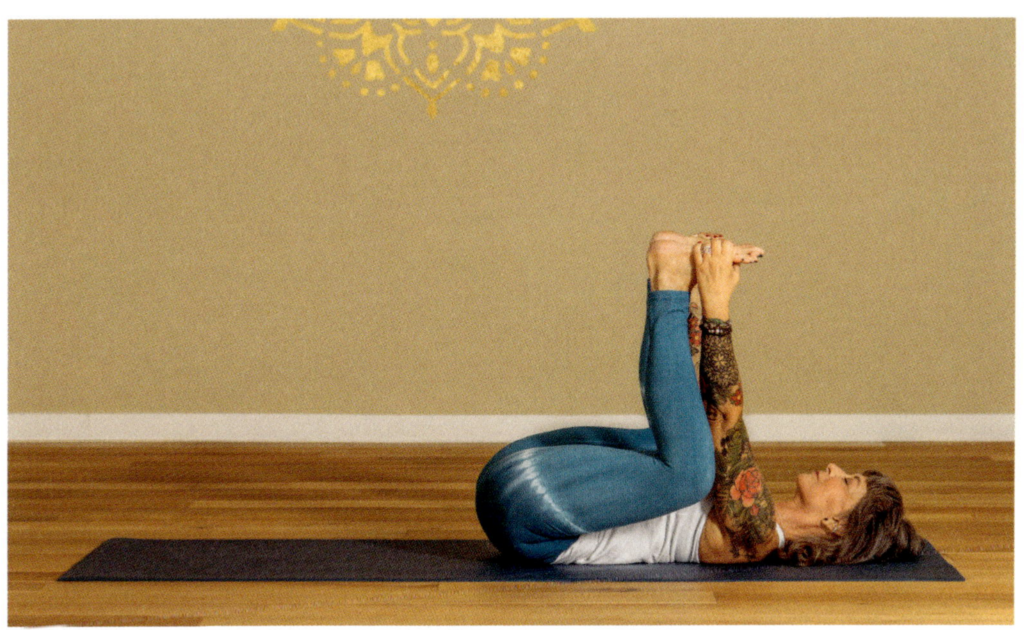

Happy Baby mit faszialen Varianten

» Stell dein linkes Bein in der Rückenlage auf. Zieh das rechte Knie zu dir heran und greife mit der rechten Hand an die rechte Fußaußenkante. Dein Arm bleibt dabei auf der Innenseite des Knies. Richte den Unterschenkel auf, sodass dein Knie in einen rechten Winkel kommt. Das Knie strebt neben dir nach unten Richtung Boden. Gib mit jeder Ausatmung mehr nach. Löse den Griff und stell den rechten Fuß zurück auf den Boden. Dann wechsle die Seite.

» Komm zum Abschluss in ein komplettes Happy Baby, indem du beide Füße gleichzeitig greifst. Verweile für 8–10 Atemzüge, löse auf und spüre nach.

So wirkt's: Fördert die Beweglichkeit der Hüfte. Löst Verklebungen am Beckenkamm. Dehnt den unteren Rücken.

Nadelöhr mit faszialen Varianten

- In der Päckchenhaltung lege deinen linken Unterschenkel auf den rechten Oberschenkel.
- Die linke Hand greift durch das Dreieck zwischen den Beinen hindurch, die rechte Hand über außen an die Oberschenkelrückseite des rechten Beins. Der rechte Unterschenkel hängt locker nach unten.
- Ziehe die Beine zum Oberkörper, bis die maximale Dehnung erreicht ist, und beginne leicht mit den Beinen zu federn. Rolle dich während des Federns in Zeitlupe zur rechten Seite, um den Winkel der Dehnung zu verändern, und bleibe dann rechts. Drücke in dieser seitlichen Position den linken Unterschenkel aktiv in den rechten Oberschenkel. Der rechte Oberschenkel hält kraftvoll dagegen. So entsteht ein Kraftimpuls in der Dehnung. Halte ihn für 30 Sekunden.
- Löse den Druck und vertiefe die Dehnung noch einmal. Komm wieder im Zeitlupentempo zurück zur Mitte. Diesmal ohne zu federn. In der Mitte angekommen, suchst du deinen maximalen Dehnpunkt erneut und lässt einen Kraftimpuls durch Drücken der Beine gegeneinander entstehen. Löse den Druck nach 30 Sekunden und teste, ob die Dehnung noch größer werden kann.
- Beginne wieder mit den Knien zu federn und rolle dich nun zur linken Seite. Baue auf dieser Seite nun ebenfalls den Kraftimpuls in der Dehnung auf. Löse ihn nach 30 Sekunden und komm noch tiefer in die Dehnung. Die Zeitlupe führt dich zurück zur Mitte, in der du die Beine noch einmal eng zu dir heranziehst.
- Stelle zum Abschluss erst den rechten Fuß auf, dann den linken und spüre nach. Wiederhole das Ganze auf der anderen Seite.

So wirkt's: Gibt Dehnimpulse in die Hüftmuskulatur, die Rotatoren und den Piriformis. Löst Spannungen.

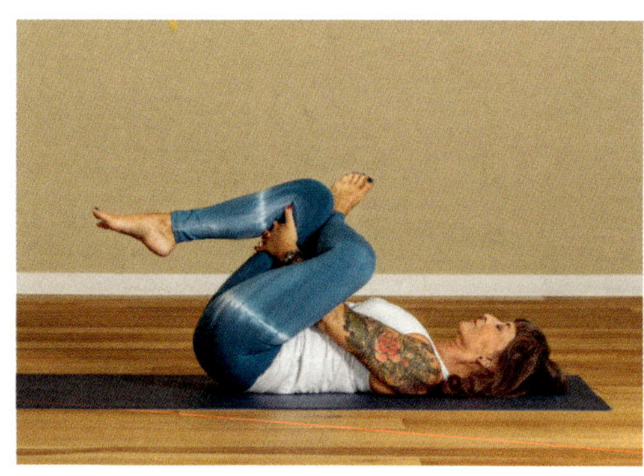

Seitliche Hüftdehnung mit faszialen Varianten

» Stell die Füße in der Rückenlage breiter als die Matte auf. Dreh den rechten Oberschenkel ein und lass das rechte Knie nach innen sinken. Nimm die Hände an den Hinterkopf, um mehr Länge zu erzeugen. Federe mit dem rechten Knie für 8–10 Atemzüge. Dann halte an und lege deinen linken Knöchel auf den rechten Oberschenkel, um mehr Dehnung zu erzeugen. Dein unterer Rücken und die Region um den Beckenkamm sind entspannt. Bleibe hier für 1–3 Minuten und lass den Atem gleichmäßig fließen.

» In dieser Ruhe kannst du auch Mikrobewegungen ausführen: Bewege gefühlvoll mit kleinen inneren Bewegungen die Hüfte nach rechts und links und/oder rolle dein Steißbein ein und aus. Dann stelle den linken Fuß zurück auf die Erde, verlagere dein Gewicht und stell auch den rechten Fuß auf. Spüre nach, bevor du die Seite wechselst.

So wirkt's: Dehnt die Oberschenkelaußenseite und die Hüftmuskulatur, löst Verklebungen am seitlichen Beckenkamm, schenkt Weite im unteren Rücken.

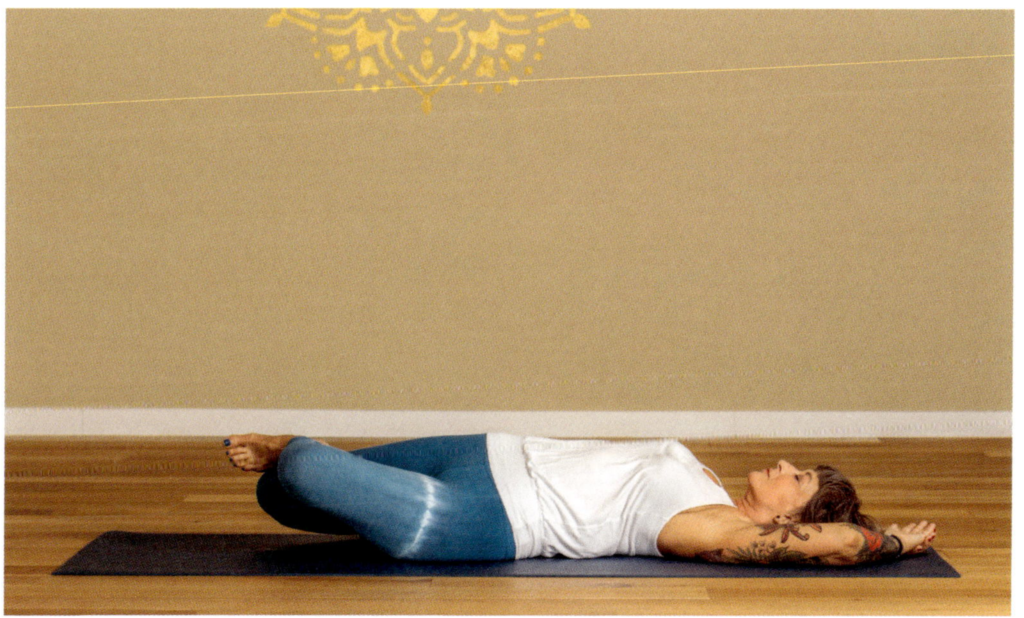

Drehung

- Leg dich auf die linke Seite und beuge deine Beine im rechten Winkel. Dreh den Oberkörper auf und strecke die Arme auf Schulterhöhe mit den Handflächen nach oben aus. Rolle den Kopf zurück und lass dich mit einigen Atemzügen ankommen. Du kannst den rechten Arm etwas weiter nach oben legen, um die Dehnung über die Brust zu verstärken. Mit jeder Ausatmung entspannst du deine Schulter mehr und mehr. Verweile hier für 8–10 Atemzüge.
- Komm in die Rückenlage und spüre nach. Wiederhole die Übung dann auf der rechten Seite.

So wirkt's: Harmonisiert Spannungen im Rücken. Mobilisiert die Wirbelsäule. Dehnt die Brustmuskulatur. Massiert die Bauchorgane. Stabilisiert das Nervensystem.

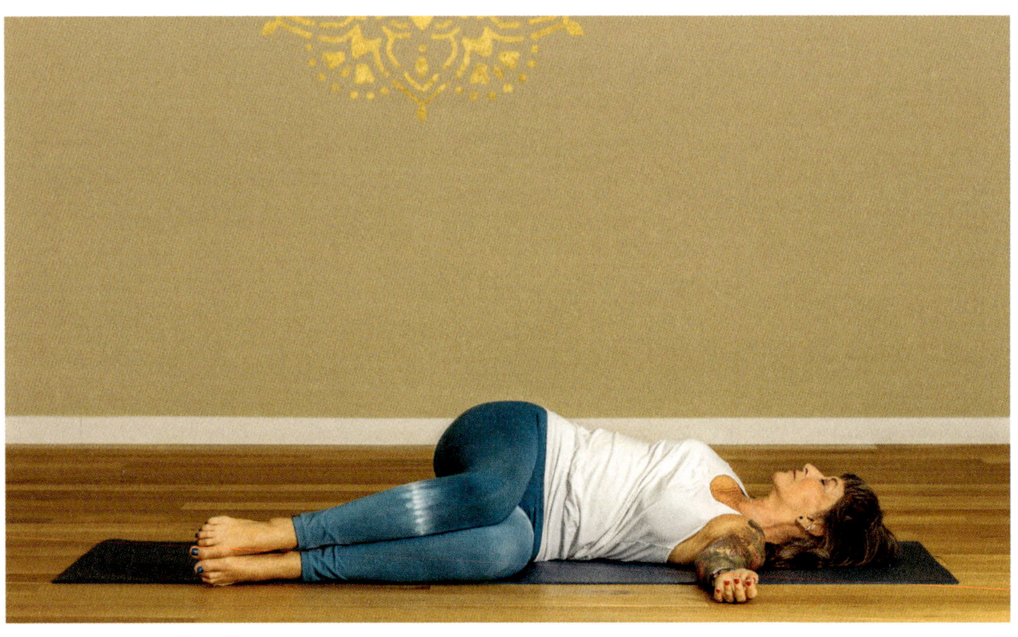

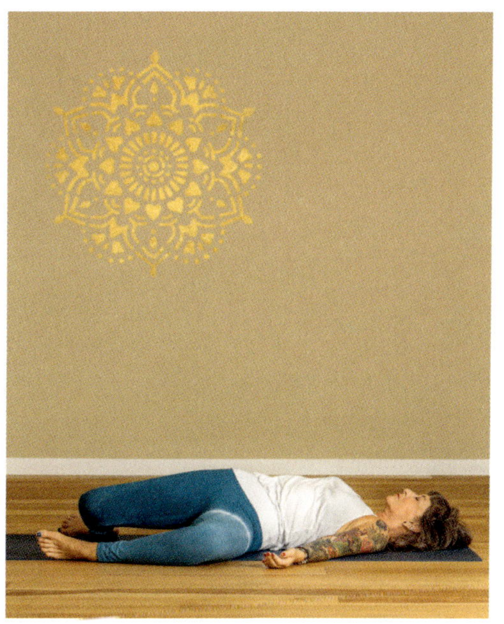

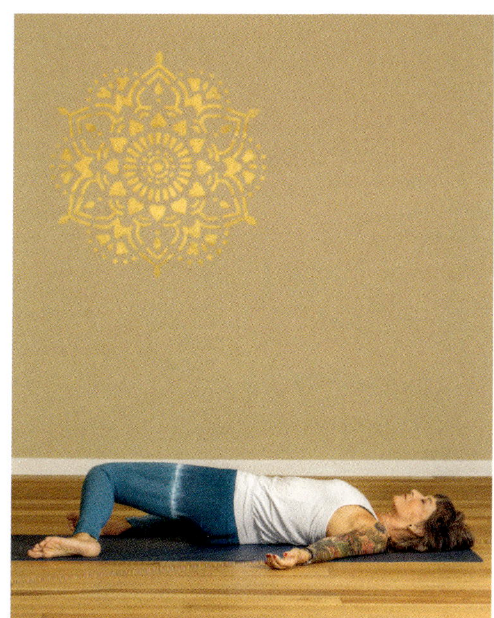

Scheibenwischer Knie

» Stell die Füße in der Rückenlage in einer angenehmen Distanz zum Gesäß auf und öffne sie mattenbreit. Lass die Knie im Wechsel nach rechts und links sinken. Während du 1–3 Minuten mit den Beinen ganz langsam hin- und herwischst, fließt dein Atem gleichmäßig weiter. Verweile auch gerne für ein paar Atemzüge in einer Position.

So wirkt's: Mobilisiert die Wirbelsäule und die Hüfte. Entlastet den unteren Rücken. Löst Spannungen.

Stabilisation und Kräftigung

Unterarmstütz

» Lege die Unterarme auf der Matte ab. Die Fingerspitzen zeigen nach vorn. Die Ellenbogen bleiben direkt unter den Schultern. Schiebe die Unterarme in den Boden, um den Raum zwischen den Schulterblättern zu weiten und den Schultergürtel zu stabilisieren. Dein Kopf befindet sich in Verlängerung der Wirbelsäule. Der Nacken ist spannungsfrei.

» Bring deinen Körper in eine Bretthaltung, indem du ein Bein nach dem anderen verlängerst und den Fuß weit hinter dir aufstellst. Aktiviere die Bauchmuskulatur und verweile für 8–10 Atemzüge in der Planke. Spüre nach.

So wirkt's: Stabilisiert den Schultergürtel und die Körpermitte. Stärkt die Bauchmuskulatur. Fördert die lumbale Stabilität.

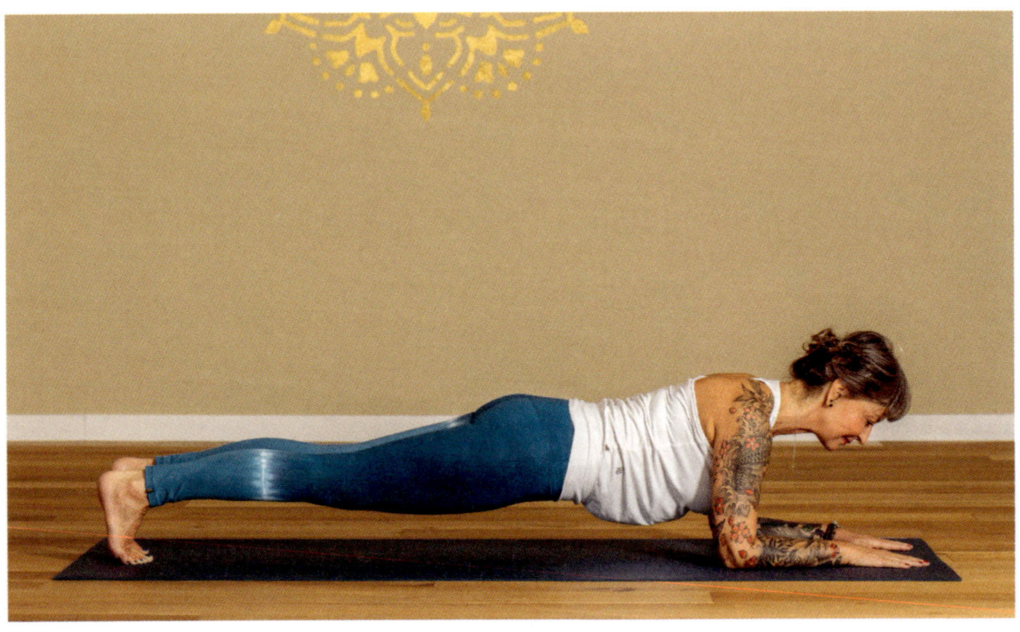

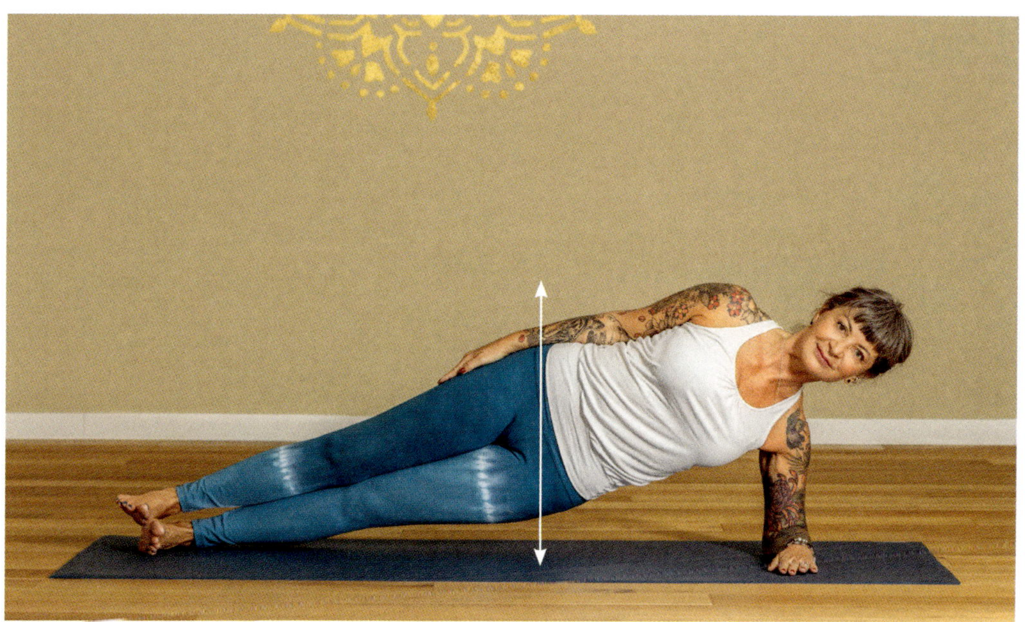

Seitstütz

» Dreh dich auf die linke Seite und komm in einen seitlichen Unterarmstütz. Der Ellenbogen ist unter der Schulter. Die Füße stehen auf den Innenkanten aufeinander. Wenn du es leichter machen willst, stell sie voreinander. Leg den rechten Arm entspannt ab. Aktiviere die Bauch- und Beckenbodenmuskulatur. Schiebe mit der Einatmung das Becken noch ein Stückchen nach oben und senke es ausatmend wieder in die Ausgangsstellung ab. Wiederhole das einige Male, bis du spürst, dass dich die Kräfte verlassen. Beende dann die Übung und wiederhole sie auf der rechten Seite.

So wirkt's: Stabilisiert den Schultergürtel und die Körpermitte. Stärkt die Bauchmuskulatur. Fördert die lumbale Stabilität.

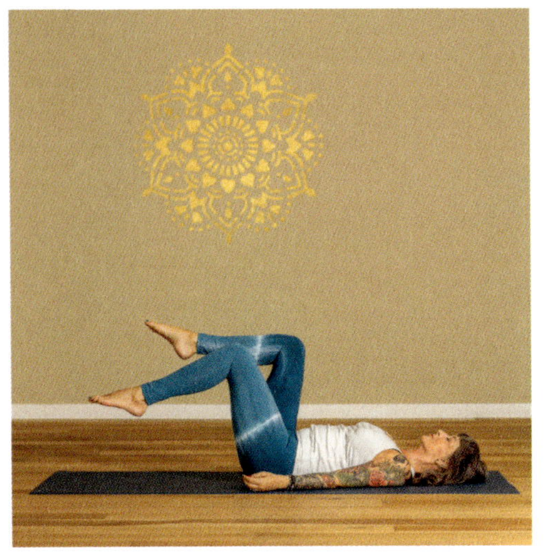

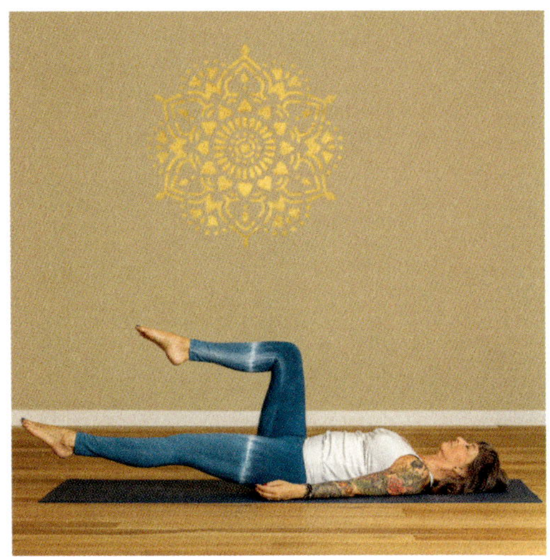

Core Stability:
Füße und Beine senken

» Bring in der Rückenlage die Beine in eine 90:90-Position: die Knie über den Hüftgelenken (90-Grad-Winkel im Hüftgelenk), die Unterschenkel parallel zum Boden (90-Grad-Winkel im Kniegelenk). Aktiviere Beckenboden und Bauch, damit du den unteren Rücken stabilisieren kannst. Senke ein Bein ab und tippe mit der großen Zehe auf den Boden. Die Bewegung kommt dabei aus der Hüfte, der Winkel im Knie des anderen Beins bleibt gleich. Führe das Bein wieder zurück in die Ausgangsstellung. Spüre, wie dich der Atem bei dieser Stabilisationsübung unterstützen kann.

» Tippe mit jedem Bein im Wechsel 8- bis 10-mal. Dann lass die Bewegung größer werden. Strecke dein Bein während des Absenkens aus und halte es schwebend über dem Boden. Strecke das Bein nur so weit aus, wie es für den unteren Rücken angenehm ist und du die Position stabilisieren kannst. Wiederhole auch das 8- bis 10-mal, dann spüre nach.

So wirkt's: Stabilisiert die Körpermitte. Stärkt die Bauchmuskulatur. Fördert die Lumbale Stabilität. Fördert das Zusammenspiel von Atem, querem Bauchmuskel, Beckenboden und den tiefen Rückenmuskeln.

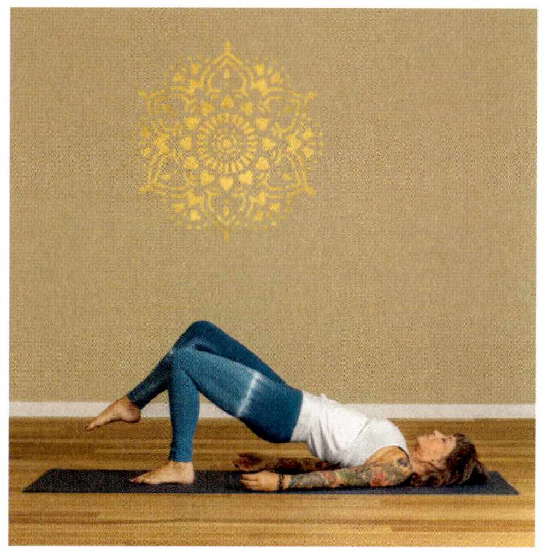

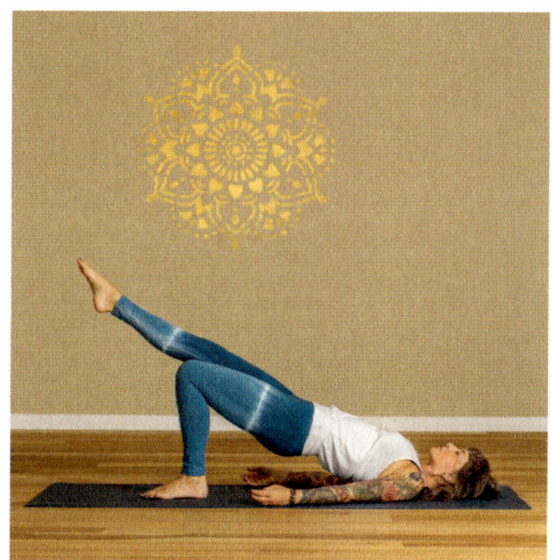

Core Stability: Füße und Beine heben

- Komm in die Rückenlage und stelle die Füße hüftbreit möglichst nahe vor dem Gesäß auf. Kippe das Becken und rolle dich Wirbel für Wirbel nach oben in die Schulterbrücke. Aktiviere die Bauch- und Beckenbodenmuskulatur, um die Position zu stabilisieren. Hebe die Füße im Wechsel ab. Löse dafür zuerst langsam und bewusst die Ferse vom Boden, dann den Fußballen, dann die Fußspitze. Geh beim Absetzen ebenfalls in Zeitlupe vor. Setze zuerst die Zehen, dann den Ballen, dann den ganzen Fuß auf. Wiederhole das Ganze 8- bis 10-mal.
- Lass nun die Bewegung größer werden. Wenn du den Fuß vom Boden gelöst hast, strecke das Bein nach vorne aus, sodass sich die Oberschenkel auf gleicher Höhe befinden. Beuge das Knie wieder und rolle den Fuß so geschmeidig wie vorher ab. Führe die Übung inklusive Beinstreckung ebenfalls 8- bis 10-mal pro Seite aus. Spüre nach.

So wirkt's: Stabilisiert die Körpermitte. Stärkt die Bauchmuskulatur. Fördert das Zusammenspiel von Atem, querem Bauchmuskel, Beckenboden und den tiefen Rückenmuskeln.

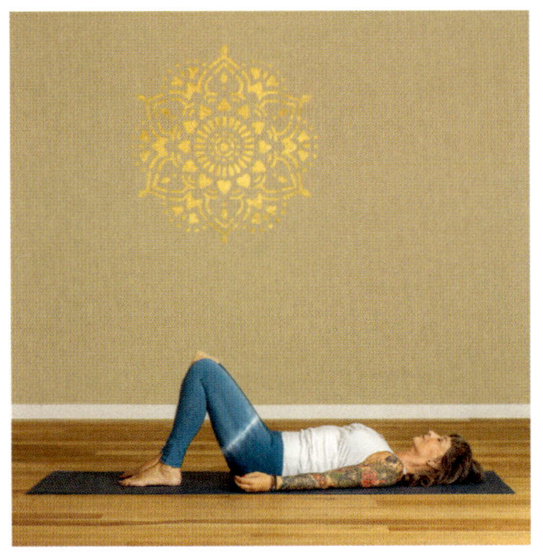

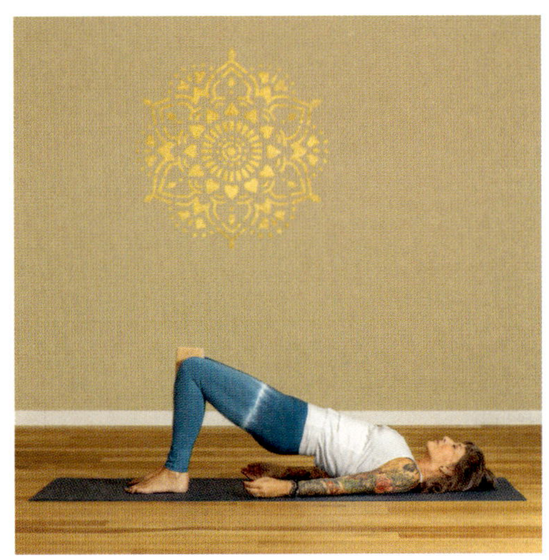

Core Stability mit Block

- Komm in die Rückenlage und stelle die Füße hüftgelenk- oder beckenbreit in einer angenehmen Distanz zum Gesäß auf. Platziere einen ca. 20 cm großen Ball oder einen Yogablock zwischen den Knien. Übe mit den Beinen Druck auf den Ball/Yogablock aus. Atme dabei gleichmäßig und löse den Druck nach 5 Atemzügen. Wiederhole das Drücken und Lösen für 4 weitere Runden.
- Rolle dich nun Wirbel für Wirbel nach oben in die Schulterbrücke und führe die Übung für 5 Runden in dieser Position durch. Rolle ab in die Rückenlage und spüre nach.

So wirkt's: Stabilisiert die Körpermitte. Stärkt die Bauchmuskulatur, den Beckenboden und die Innenseite der Beine. Kann Blockaden im Iliosakralgelenk und in der Scharmbeinfuge lösen und die Hüftgelenke befreien.

Core Stability mit Gurt

» Leg dir oberhalb der Knie einen Yoga-Gurt um deine Oberschenkel und begib dich in Rückenlage. Gib einen Impuls mit den Oberschenkeln nach außen, als ob du den Gurt sprengen möchtest. Atme dabei ruhig und gleichmäßig. Bewege die Füße in Richtung Boden und stabilisiere dabei den Rücken. Bring dann die Knie wieder über die Hüftgelenke. Löse für einen Atemzug den Druck nach außen.

» Wiederhole das Senken und Heben der Beine für 4 weitere Runden. Dann stell die Füße wieder hüftbreit in einer angenehmen Distanz zum Gesäß auf.

» *Variante:* Bring den Gurt auf Spannung, indem du die Oberschenkel nach außen schiebst, und rolle dich Wirbel für Wirbel nach oben in die Schulterbrücke. Bleibe mit dem gespannten Gurt hier für einige Atemzüge und rolle wieder in die Rückenlage ab. Löse für einen Atemzug die Spannung auf den Gurt. Wiederhole diese Übung 4 weitere Male und spüre dann nach.

So wirkt's: Stabilisiert die Körpermitte. Stärkt die Bauchmuskulatur und Außenseite der Oberschenkel. Fördert das Zusammenspiel von Atem, querem Bauchmuskel, Beckenboden und den tiefen Rückenmuskeln. Kann Blockaden im Iliosakralgelenk und in der Scharmbeinfuge lösen und die Hüftgelenke befreien

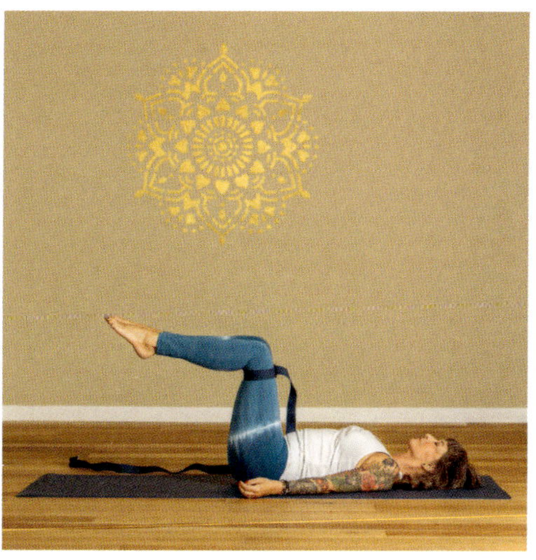

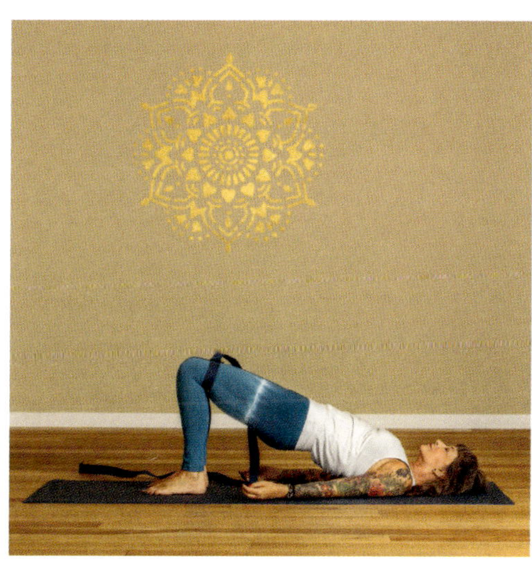

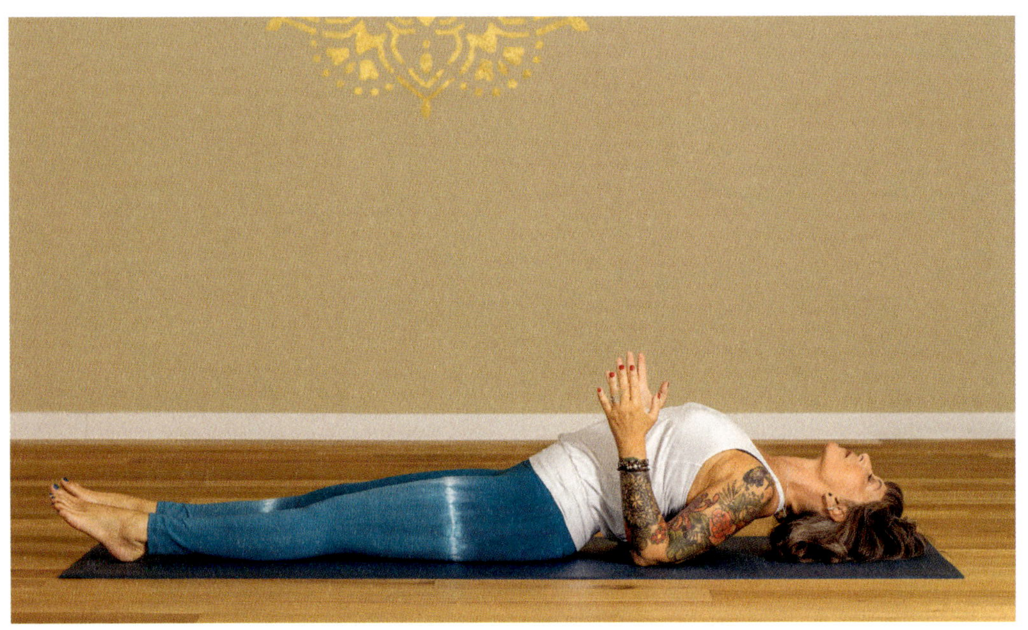

Fisch, aktiv

» Schließe in der Rückenlage die Beine und strecke die Füße. Bring die Oberarme eng an den Oberkörper und richte die Unterarme senkrecht auf. Gib mit den Ellenbogen Druck in den Boden, bis sich deine Brustwirbelsäule vom Boden weg wölbt. Dein Brustbein strebt Richtung Himmel, der Scheitel Richtung Erde. Der Kopf bleibt immer liegen und gleitet auf der Matte. Leg dich mit der Ausatmung wieder geschmeidig ab. Bewege dich 8- bis 10-mal durch den Fisch, dann spüre nach.

So wirkt's: Stärkt die Muskulatur im oberen Rücken. Weitet den Brustkorb. Fördert die Aufrichtung der Brustwirbelsäule.

Sitzende Grätsche mit Bolster

» Komm in eine sitzende Grätsche und lege ein oder mehrere Bolster vor dich hin, sodass du, gut gepolstert und gestützt, in eine entspannte Vorbeuge schmelzen kannst. Bleibe ruhig atmend während 5–15 Minuten in dieser Haltung. Erlaube dir, mehr und mehr loszulassen. Lenke deine Aufmerksamkeit in deinen Schoßraum und lade die Energie ein, ausgleichend zu wirken. Falls du den Kopf seitlich abdrehen willst, dann wechsle zwischendurch die Seite.

So wirkt's: Hilft bei Veränderungen an Gebärmutter, Eierstöcken und Blase. Ausgleichend und beruhigend.

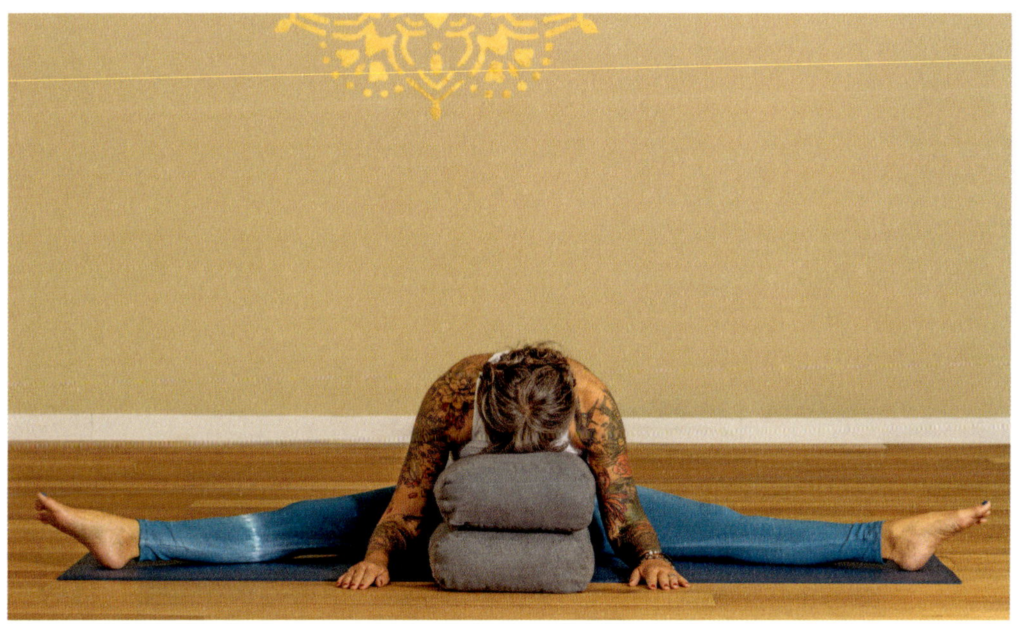

Flankendehnung mit Bolster

» Setz dich mit angewinkelten Beinen auf die linke Seite und lege dir ein Bolster quer hin. Leg dich auf die Seite ab und unterlagere deinen Kopf gegebenenfalls mit einem kleinen Kissen. Bring die gebeugten Beine in einen 90-Grad-Winkel und führe dann das obere rechte Bein so weit zurück, wie es dir möglich ist. Führe den rechten Arm lang über den Kopf und lege, wenn möglich, die Fingerspitzen auf den Boden. Länge die ganze rechte Flanke und vertiefe deinen Atem. Lade den Atem ein, Raum und Weite entstehen zu lassen im seitlichen unteren Rücken und dem Brustkorb. Verweile ruhig atmend während 5 Minuten in dieser Haltung und wiederhole die Übung dann auf der anderen Seite.

So wirkt's: Entspannt Hüft- und Beckenmuskulatur. Gut bei zyklusbedingten hormonellen Veränderungen.

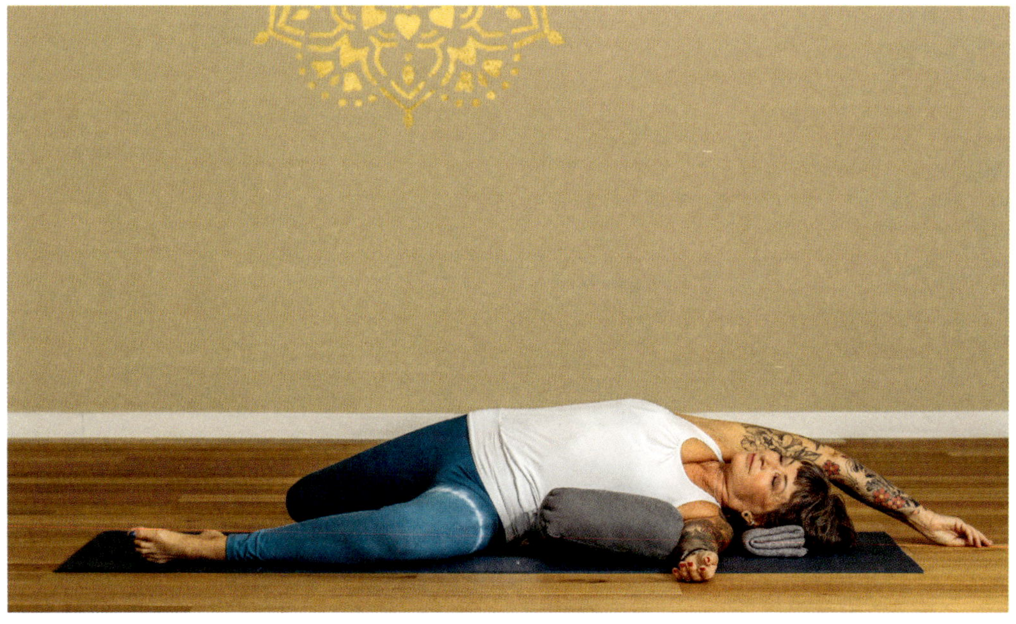

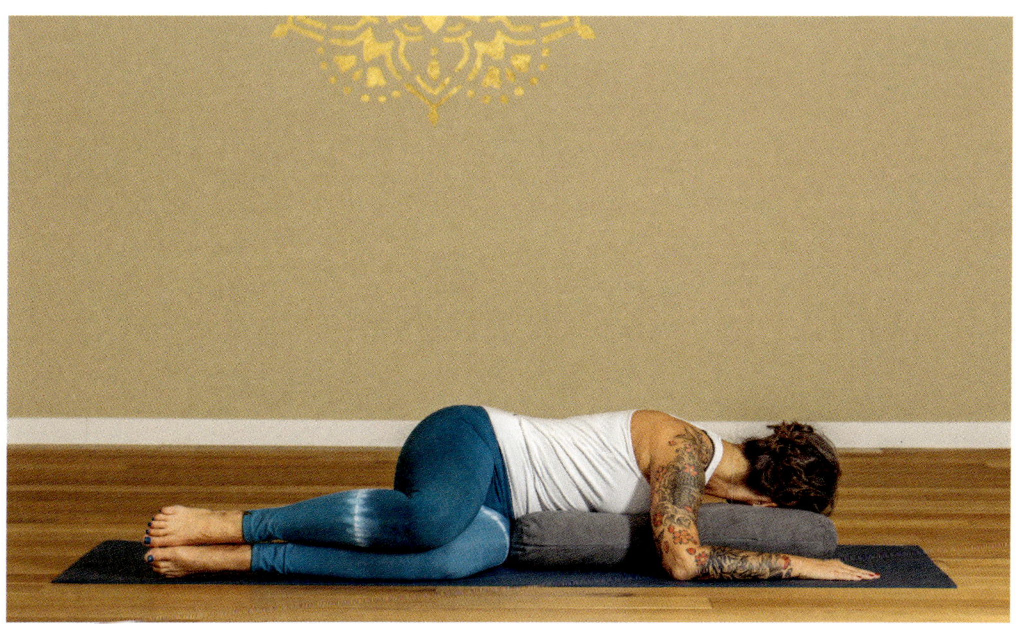

Liegende Drehung mit Bolster

» Setz dich mit angewinkelten Beinen auf die linke Seite und lege dir ein oder zwei Bolster längs neben das Becken. Bring die Beine in eine 90:90-Position (90-Grad-Beugung im Hüftgelenk, 90-Grad-Beugung im Kniegelenk) und drehe den Oberkörper im Sitzen in Richtung Bolster. Verlängere deinen Rücken und lege dich langsam auf das Bolster ab. Spüre, welche Kopfhaltung deinem Nacken guttut, und schmelze mit ruhigen Atemzügen tiefer in die Haltung. Betone und verlängere die Ausatmung. Sie hilft dir zu entspannen. Sinke in die Pausen zwischen den Atemzügen. Verweile hier 5 Minuten und wiederhole die Übung auf der anderen Seite.

So wirkt's: Beruhigt das Nervensystem. Massiert die Bauchorgane. Hilft bei Unterleibsbeschwerden und Verstopfung.

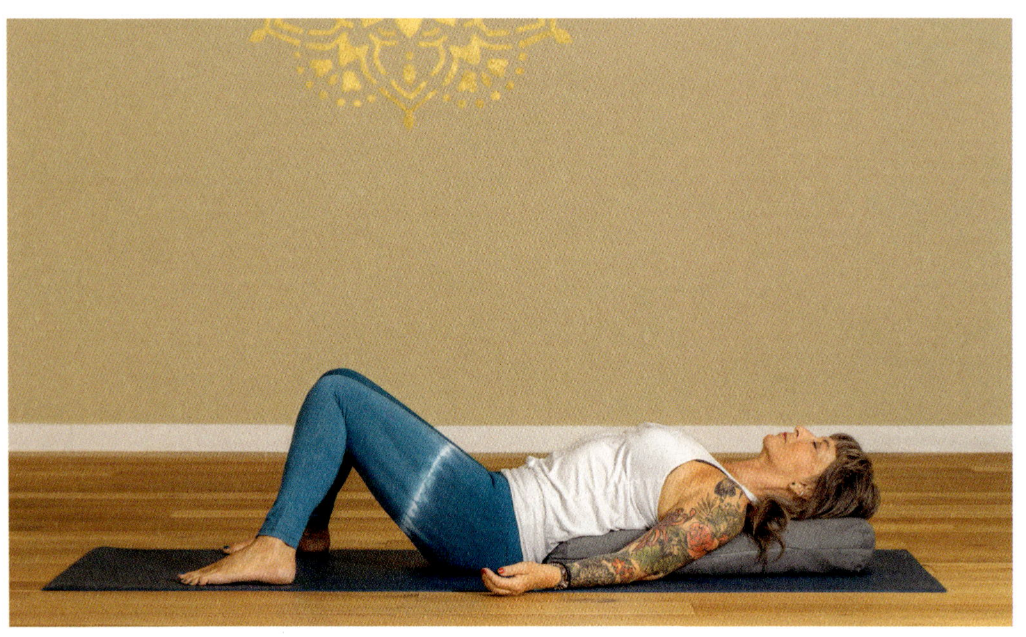

Fisch mit Bolster

- Setz dich auf deine Matte und leg das Bolster längs hinter dir ab. Roll dich Wirbel für Wirbel ab und mach es dir auf dem Bolster bequem. Dein unterer Rücken ist gestützt und du bist in einer sanften Rückbeuge.
- Auf dem Foto habe ich die Arme neben dem Körper und die Füße mattenbreit aufgestellt, sodass die Knie nach innen sinken können. Du kannst auch andere Arm- und Beinhaltungen wählen. Spüre, was für eine Variante dein Körper gerade braucht: die Arme seitlich oder nach oben über den Kopf gelegt, die Beine ausgestreckt oder angewinkelt, mit den Füßen zusammen und den Knien nach außen? Verweile in dieser Haltung für 5–15 Minuten mit einer ruhigen, gleichmäßigen Atmung und entspanne mehr und mehr.

So wirkt's: Harmonisiert und regeneriert. Vertieft den Atem und weitet den Brustkorb.

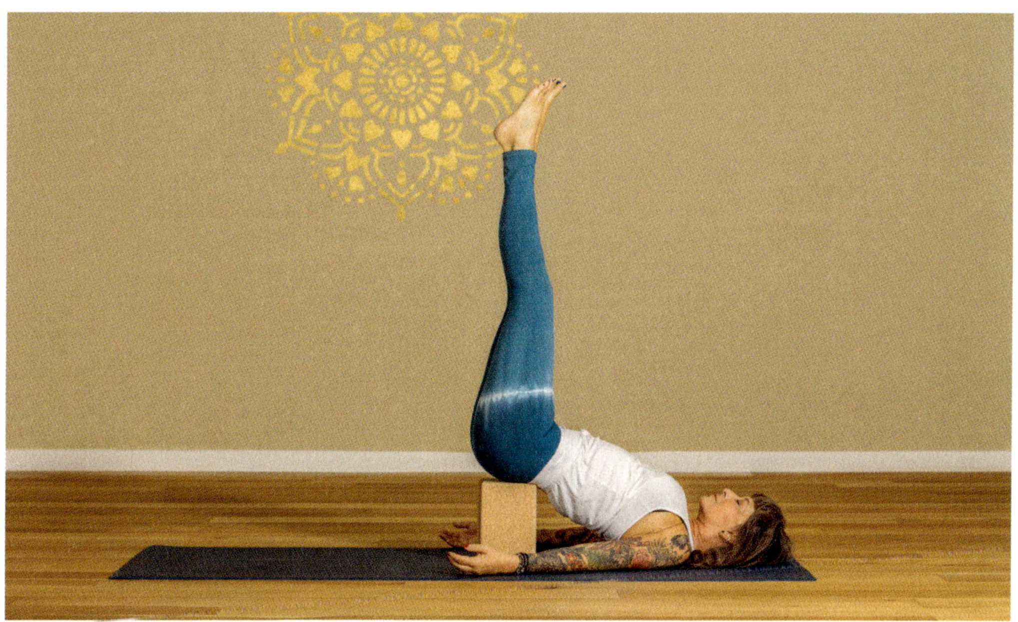

Wasserfall

» Komm in die Rückenlage und stell deine Füße auf. Leg dir entweder zwei Yogablöcke, ein Meditationskissen oder ein Bolster unter dein Becken. Schau, dass du dich sicher und stabil fühlst. Hebe dann einen Fuß nach dem anderen an und streck die Beine entspannt nach oben aus. Du kannst die Knie gerne beugen. Finde den 0-Punkt: da, wo es keine Kraft braucht, die Beine in der entsprechenden Position zu halten. Entspanne dich hier. Genieße diese Entlastungshaltung und bleibe so lange, wie es angenehm ist, mit einem ruhigen, gelassenen Atem.

So wirkt's: Wohltuend für Körper und Geist. Hilft bei Blockaden im Iliosakralgelenk. Unterstützt den venösen Rückfluss und entlastet die Beine.

Kindeshaltung mit Sandsack und Bolster

» Im Fersensitz öffne deine Knie und lege ein oder ggf. zwei Bolster der Länge nach vor dir hin. Neige dich nach vorne und mache es dir auf dem Bolster bequem. Lege dir einen Sandsack auf dein Kreuzbein. Nutze diese Haltung, um während einigen Minuten ruhig und gelassen zu atmen. Diese Übung entlastet den Rücken und schenkt ihm Raum und Weite. Zudem werden die Bauchorgane durch die tiefe Atmung massiert und der Geist kann still werden.

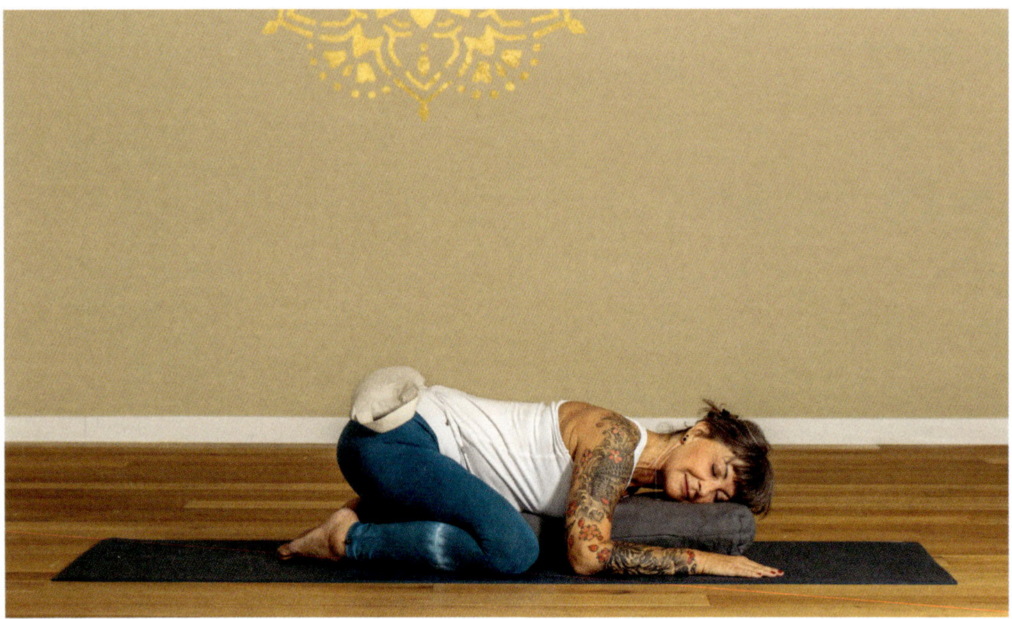

Den Nacken entspannen

» Stell die Füße in der Rückenlage in einer angenehmen Distanz zum Gesäß auf. Platziere einen Myofascial Dome (oder einen Peanut) an der Schädelbasis, unter die kleine Kuhle am Übergang zwischen Nacken und Kopf. Lass den Kopf zuerst für 8–10 Atemzüge in den Dome hineinsinken. Dann beginne mit kleinen Nickbewegungen. Dreh den Kopf dabei ganz langsam und sehr behutsam zu einer Seite. Wenn dir auf dem Weg interessante Schmerzpunkte begegnen, verweile dort ein bisschen. Der Atem fließt ruhig und gleichmäßig, während du für 1–3 Minuten den nickenden Kopf zu einer Seite bewegst.

» Komm mit dem Kopf zurück zur Mitte und geh zur anderen Seite. Leg den Dome weg, lass den Kopf sanft auf die Matte sinken und spüre in der Rückenlage nach.

So wirkt's: Löst Verspannungen über die myofasziale Rückenlinie und im Nacken. Schenkt Raum und Freiheit im Nacken.

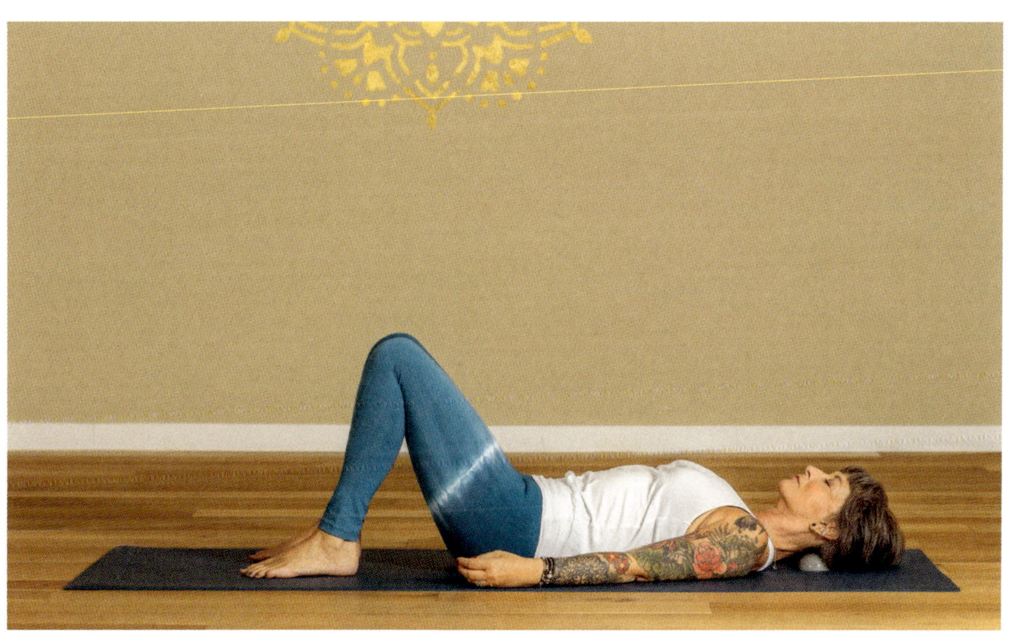

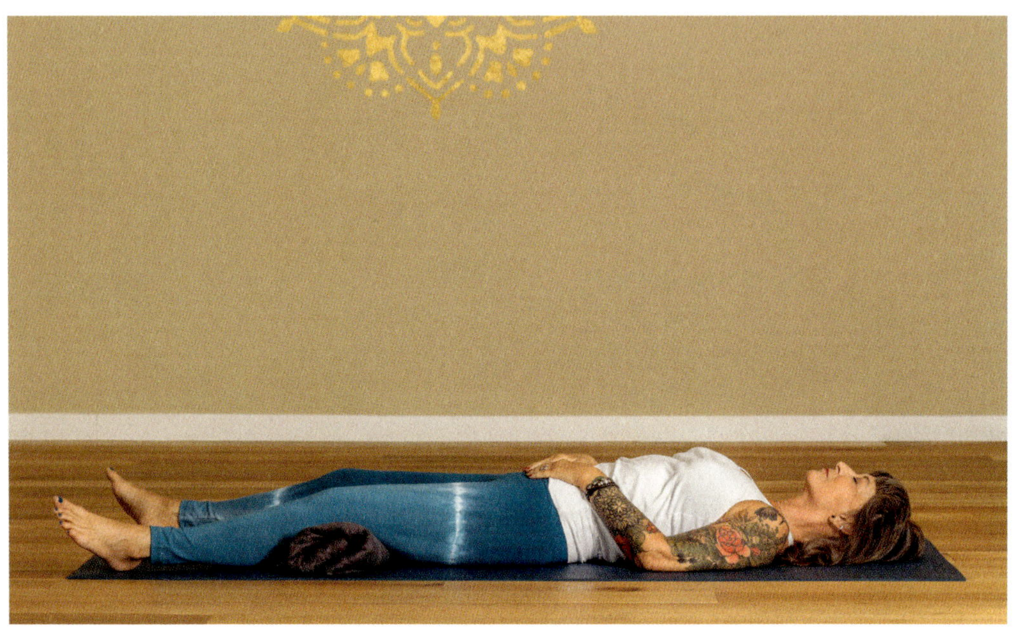

Entspannung in der Rückenlage

- Mach es dir in der Rückenlage bequem. Vielleicht magst du unter deinen Kopf ein flaches Kissen legen und eine Rolle in die Kniekehlen. Lege deine Hände auf deinen Bauch und nutze sie als taktilen Impuls, um den Atem in den Bauch einzuladen. Die tiefe Bauchatmung hilft, übermäßige Spannung abzubauen und ganz im Körper anzukommen.
- Du kannst diese Übung immer wieder zwischen den einzelnen Übungen in diesem Buch machen, um dich an deinen Atem zu erinnern, dich zu zentrieren oder nachzuspüren, was sich durch die Übungspraxis verändert hat. Genieße das süße Nichtstun und bleibe so lange in der Entspannungsposition, wie du möchtest.

So wirkt's: Wohltuend für Körper und Geist. Beruhigt das Nervensystem. Lädt Entspannung und Regeneration ein.

Tiefe Bauchatmung

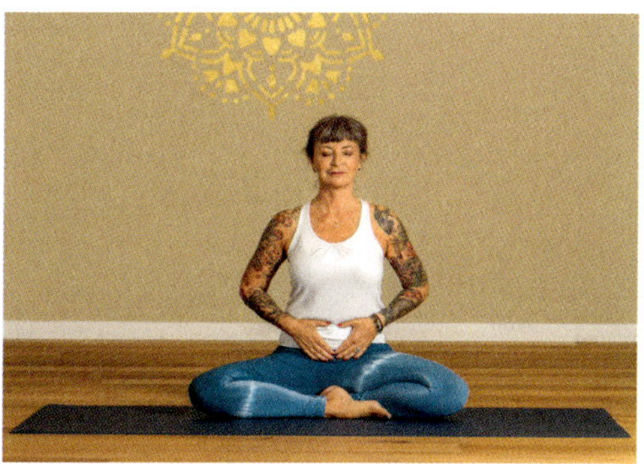

- Lege deine Hände **vorne** auf den Unterbauch und lade den Atem ein, in den Unterbauch zu strömen, sodass sich mit seiner Kraft deine Hände beim Einatmen heben. Zieh beim Ausatmen aktiv den Bauchnabel nach innen. Wiederhole das 3- bis 5-mal.
- Leg dann deine Hände **seitlich** in die Taille, auf den seitlichen Beckenkamm. Atme nach Möglichkeit nun ausschließlich in diese seitliche Region des Bauches. Stell dir vor, wie du einatmend die Seite nach unten auffächerst und wie die Taille mit der Ausatmung schmaler wird. Wiederhole auch das 3- bis 5-mal.
- Lege zuletzt deine Hände **hinten**, seitlich der Wirbelsäule auf, sauge sanft den Bauchnabel nach innen, sodass dein Einatem leicht nur nach hinten fließt. Auch das wiederholst du 3- bis 5-mal.

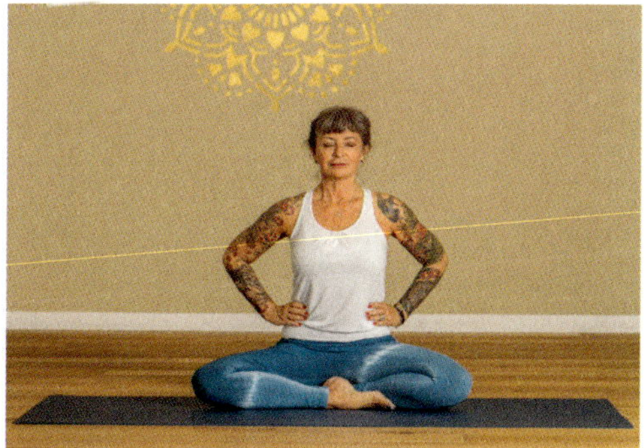

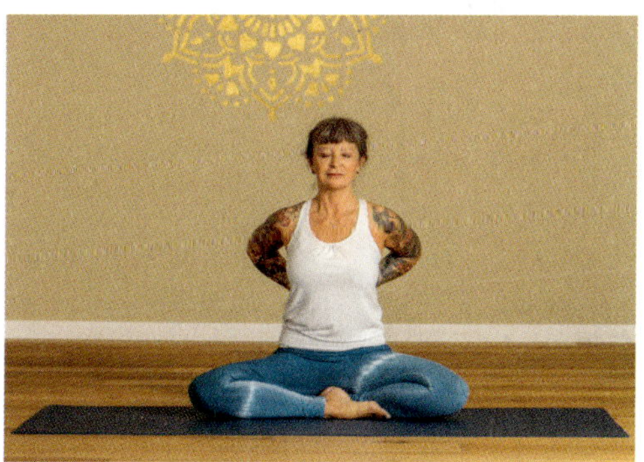

So wirkt's: Massiert die Bauchorgane. Weitet und entspannt den Rücken. Gleicht fasziale Spannungen aus. Unterstützt die Verdauung.

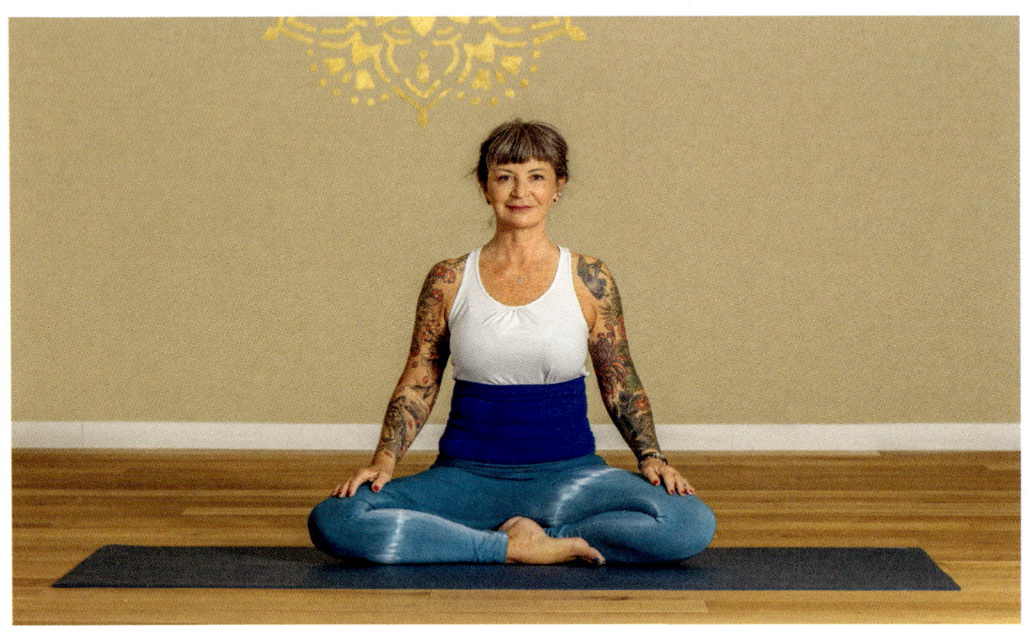

Tiefe Bauchatmung mit Verstärkung

» Finde dich in einem aufrechten Sitz ein. Wahlweise auf einem Sitzkissen oder Stuhl. Wickle ein dehnbares Theraband rund um Bauch und Rücken. (Es kann auch irgendetwas anderes sein, mit dem du dich korsettartig einschnüren kannst. Ein Baumwolltuch tut es auch.) Wickle es straff um deinen Körper und nutze diesen Widerstand, um dagegenzuatmen. Mit der Vorstellung, diesen breiten Gürtel zu sprengen, atmest du mehrmals dreidimensional, also rundherum, langsam ein und aus. Dabei darf der Ausatem doppelt so lang sein wie der Einatem.

» Nach etwa 10 Atemzügen nimmst du das Band weg und spürst der Qualität deines Atems nach. Es kann gut sein, dass du dein volles Atempotenzial jetzt besser ausschöpfen kannst.

So wirkt's: Befreit und vertieft den Atem. Schenkt Ruhe und Energie. Löst Spannung im ganzen Körper.

Kapalabhati

- Kapalabhati – oder der Schnäuzatem, wie ich ihn nenne – besteht aus einer schnellen, explosiven Ausatmung, gefolgt von einer passiven Einatmung. Es fühlt sich fast so an, als ob du die Nase schnäuzt oder einen Fussel von der Nasenspitze wegpusten wolltest.
- Sitze bequem, sodass dein Oberkörper aufgerichtet ist. Setze dich gerne etwas erhöht auf einen Block oder ein Kissen oder sogar auf einen Stuhl. Lege deine Hände entspannt auf deinen Bauch. Nimm zwei entspannte Atemzüge. Dann atme tief durch die Nase ein und stoße den Atem in kurzer Frequenz explosiv durch die Nase aus. Zieh bei jedem Ausatemstoß den Bauch aktiv und kraftvoll nach innen. Die Einatmung kommt von selbst und lässt die Bauchdecke wieder entspannt zurückschnellen. Wiederhole das Ausstoßen mehrmals und finde dabei einen gleichmäßigen Rhythmus.
- Beginne mit wenigen Atemstößen und erhöhe die Anzahl auf 20, 30, 60 und mehr. Wenn du geübt bist, kannst du Kapalabhati für mehrere Minuten durchführen. Lass danach die restliche Luft aus dem Körper ausströmen und atme gleichmäßig weiter. Beobachte, wie sich dein Atem und dein Oberkörper nach der Übung anfühlen.

So wirkt's: Erhöht die Elastizität des Zwerchfells und des Bauchs. Massiert die Bauchorgane. Kann die Verdauung unterstützen. Baut Druck und Spannung ab. Beruhigt im Nachgang den Atem. Klärt und beruhigt den Strom der Gedanken. Macht wach und ruhig.

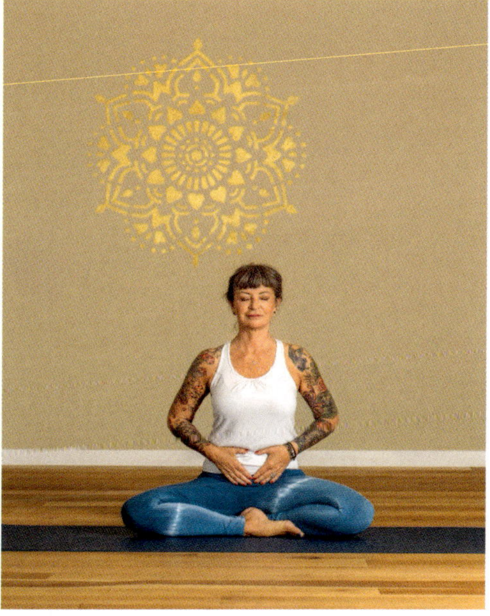

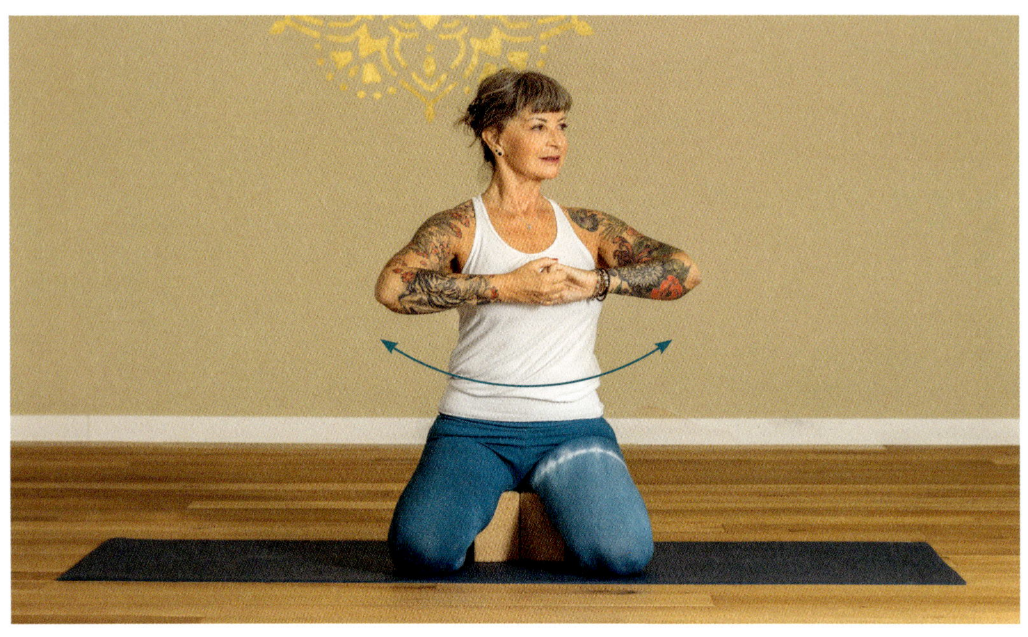

Um die eigene Achse drehen

- Finde in einen aufrechten Fersensitz, sodass sich die Schultern senkrecht über dem Becken befinden. Setze dich gerne etwas erhöht auf einen Block oder ein Kissen. Bring die Hände in Höhe deines Herzens in Ganesha Mudra. Dabei greifen die Hände ineinander. Lass die Ellenbogen nach außen streben und bring etwas Zug in den Griff. Dreh den Oberkörper um die Mittelachse relativ zügig von Seite zu Seite. Die Bewegung kommt dabei hauptsächlich aus der Brustwirbelsäule.
- Nutze den Schwung in dieser Bewegung aus und entspanne dich im Tun. Lass deinen Atem gleichmäßig fließen, während du die Rotation 1–3 Minuten durchführst. Spüre nach.

So wirkt's: Mobilisiert die Brustwirbelsäule. Entspannt den Rücken. Massiert die Bauchorgane.

Atemschaukel

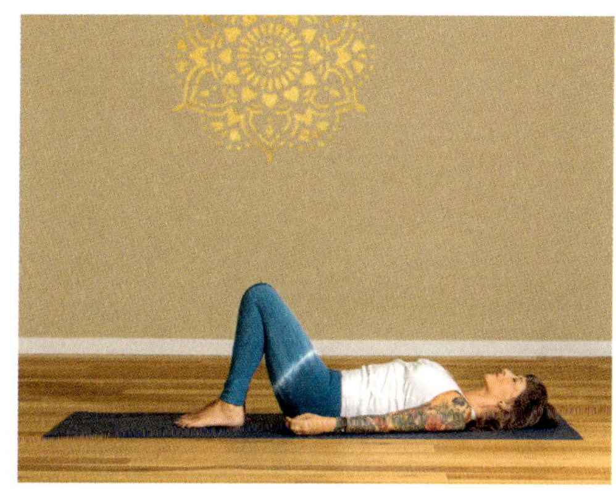

- Lass dich in der **Rückenlage** auf deiner Matte ankommen – die Arme seitlich neben dem Körper, die Beine angewinkelt und die Füße in einer angenehmen Distanz aufgestellt. Lenke deine Aufmerksamkeit nach innen, hin zu deinem Atem. Entdecke den Atem und folge ihm innerlich. Werde dir der Bewegungen bewusst, die mit der Ein- und Ausatmung in deinem Körper entstehen.
- *Wie lange dauert die Phase des Einatmens? Wie lange die des Ausatmens? Gibt es Pausen zwischen den Atemzügen?*

- Lege nun die rechte Hand auf den Unterbauch, etwas unterhalb des Bauchnabels, und die linke Hand auf den Brustkorb, in der Höhe deines Brustbeines. Atme sanft ein, sodass sich der Bauch mit Luft füllt und deine rechte Hand angehoben wird. Lenke den Einatem in den Bauchraum: nach vorne, in die Seite und nach hinten. Lass die Ausatmung geschehen.
- *Wie weit kannst du deinen Bauch füllen? Gelingt es dir, den Atem bis in die Seiten und den Rücken zu lenken? Was passiert im Brustraum, unter deiner linken Hand?*

- Wiederhole die Übung für einige Atemzüge und ruhe dich dann aus.

- Atme nun so ein, dass der Brustkorb sanft mit Atemluft gefüllt wird und die Bewegung deine linke Hand nach oben trägt. Überlass die Ausatmung wieder sich selbst. Wiederhole dies einige Male.
- *Wie weit kannst du den Brustkorb füllen? Gelingt es dir, den Brustkorb nach vorn zu weiten, in die Flanken zu atmen und den Atem bis nach hinten in den Brustkorb zu lenken? Wie vertraut ist dir dieses Gefühl? Was geschieht dabei im Bauchraum?*

- Lege die Arme neben den Körper und entspanne.

- Fülle beim nächsten Einatem den Brustkorb mit Luft und ziehe den Bauch dabei etwas ein. Atme gelassen aus. Beim folgenden Einatemzug füllst du den Bauch mit Luft, während du dabei den Brustkorb etwas einsinken lässt.

Atme entspannt aus. Wiederhole dies einige Male, sodass abwechselnd Bauch und Brustkorb mit Luft gefüllt werden.

» *Wie deutlich sind die einzelnen Bewegungen?*

» Halte inne und werde dir des Atems gewahr, wie er sich gerade im Körper ausdrückt.

» Atme nun ein und halte den Atem an. Führe jetzt, in der Atemfülle, einige Male die Schaukelbewegung mit Bauch und Brustkorb aus. Das heißt, hebe und weite in der Atemfülle abwechselnd mal den Brustkorb, mal den Bauch. Sobald du den Impuls zum Ausatmen spürst, lass die Luft ausströmen und ruh dich aus. Wiederhole diese Variante einige Male. Beschleunige die Schaukelbewegung, sodass du etwa sechs bis acht Bewegungen in der Atemfülle machen kannst. Lass mit dem Ausatmen immer wieder ganz los.

» Wenn es dir gelingt, dich ganz auf diese ungewohnte Übung und auf das Geschehen in Körper und Atem einzulassen, kommt auch der Geist zur Ruhe und mit ihm alle Emotionen. Halte inne und lass den Atem frei fließen.

» Atme jetzt aus und halte den Atem an. Führe nun in der Atemleere die allmählich immer vertrauter werdende Schaukelbewegung aus. Finde das richtige Maß an Anstrengung und Mühelosigkeit. Denn nur in der Balance von intensivem Bemühen und innerer Gelöstheit gleichermaßen liegt das Geheimnis der Kraft, die sich nicht erschöpft.

» *Fühlt sich das anders an als vorher im eingeatmeten Zustand? Wann fällt dir die Bewegung leichter? Wie oft kannst du die Schaukelbewegung in der Atemleere machen?*

» *Halte inne und werde dir der Wirkung des Übens bewusst.*

» *Wie nimmst du deinen Körper wahr, was für eine Qualität hat der Atem und wie reagiert dein Geist auf das Üben?*

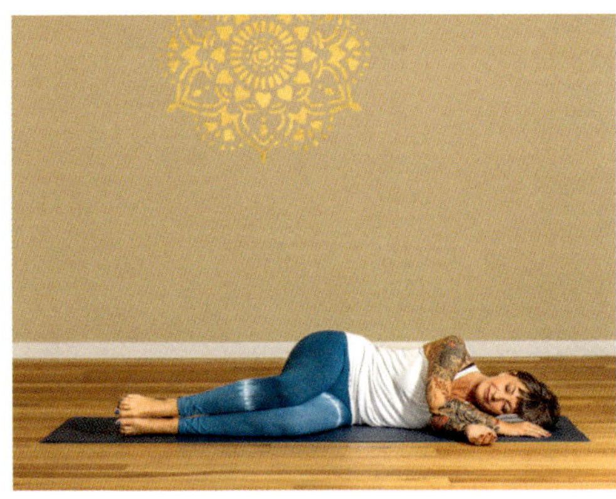

» Dreh dich nun in eine **Seitenlage** und lege dir gegebenenfalls ein flaches Kissen unter deinen Kopf. Mach es dir bequem und lenke deine Aufmerksamkeit zu deinem Atem. Wiederhole alle Schritte, die du in Rückenlage ausgeführt hast, jetzt in der Seitenlage.

» *Wie nimmst du den Atem in der Seitenlage wahr? Wie gut geht das? Was ist anders als in der Rückenlage?*

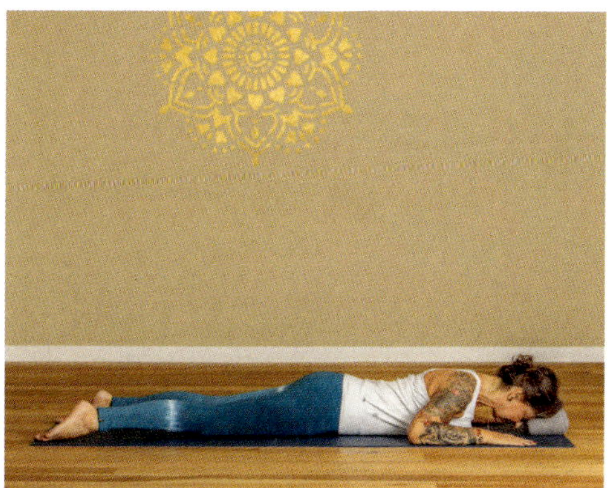

» Dreh dich nun auf den **Bauch** und lege dir gegebenenfalls ein gefaltetes Handtuch unter deine Stirn. Mach es dir bequem und wiederhole in der Bauchlage die gleiche Übungssequenz, die du schon in der Rücken- und Seitenlage gemacht hast.

» *Wie sind deine Erfahrungen hier?*

» Und jetzt dreh dich auf die **andere Seite** und wiederhole die Sequenz hier.

» *Fühlt es sich auf dieser Seite genauso an wie auf der anderen?*

» Komme nun zum Abschluss wieder in die **Rückenlage.** Werde dir des Atems gewahr, wie er sich gerade in deinem Körper ausdrückt.

So wirkt's: Je nach Ausgangsposition wirst du immer wieder neue Bereiche entdecken, die sich am Atemvorgang beteiligen. Die Rippen werden mobiler, der Rücken freier und die Flanken bewusster. Die Atmung wird immer voller und durchlässiger. Dadurch wird das neuromuskuläre Gleichgewicht verbessert und das Wohlbefinden gesteigert. Wie ist die Auflagefläche deines Körpers auf der Erde? Wie fühlt sich dein Körper an? Wie nimmst du deinen Atem wahr? Wie frei kann der Atem jetzt fließen? Wie ist deine Stimmung? Es kann gut sein, dass sich deine Atmung in ihrer Qualität verändert hat. Durch die spielerische Herangehensweise hast du einige festgefahrene Atemmuster gelöst und den Körper von Anspannung befreit. Mit diesen neuen, merkwürdig anmutenden Abläufen wird deine Atmung von Mal zu Mal unabhängiger von unbewussten Gewohnheiten und kann sich besser aktuellen Anforderungen anpassen.

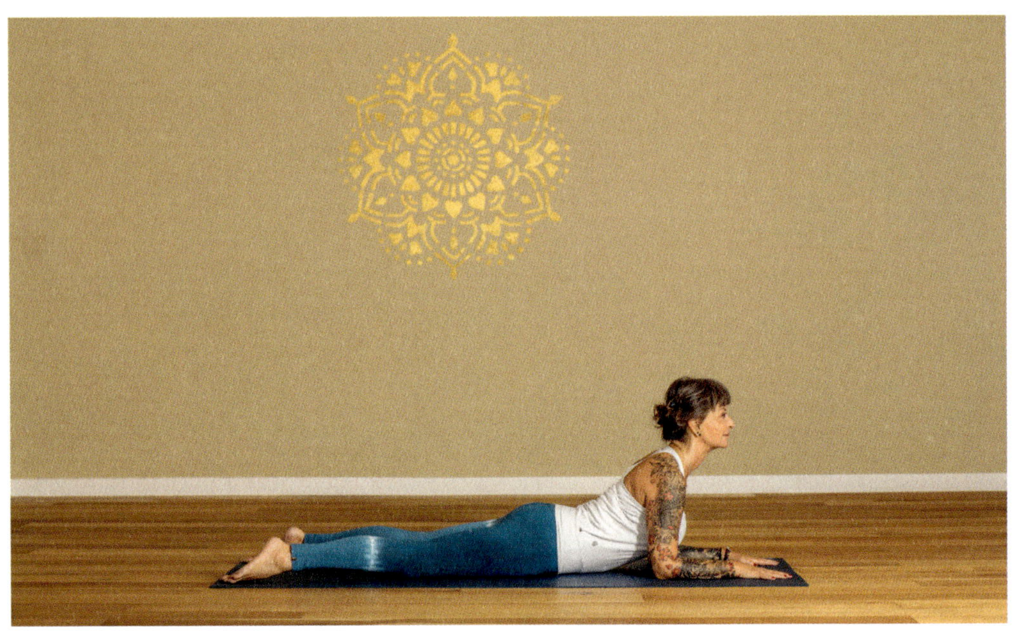

Sphynx

- Komme in die Bauchlage. Hebe den Oberkörper an und lege die Unterarme auf der Matte ab. Die Fingerspitzen zeigen nach vorn. Die Ellenbogen bleiben direkt unter den Schultern. Zieh die Ellenbogen nach hinten Richtung Körper und hebe dein Brustbein noch etwas mehr. Der Kopf ist in einer für den Nacken angenehmen Position.
- Nimm zuerst einige tiefe Atemzüge in den Bauch. Nimm wahr, wie sich dadurch der untere Rücken weitet.
- Lenke dann den Atem in den Brustkorb. Was ist jetzt anders als beim Bauch? Spüre nach jeweils 5 Atemzügen in der Bauchlage nach.

So wirkt's: Richtet den Rücken auf und stärkt ihn. Weitet den Brustkorb und entspannt die Zwischenrippenmuskulatur. Massiert die Bauchorgane und schenkt dem unteren Rücken Weite, wenn der Atem in den Bauch geht.

Register: Welche Übungen helfen bei welchen Beschwerden

Mobilisation der Gelenke

Mobilisation Brustwirbelsäule: großer Busen, Verspannung in der Brustwirbelsäule

Katzenwellen mit faszialen Varianten: großer Busen, Verspannung in der Brustwirbelsäule, zyklusbedingte hormonelle Veränderungen, Stress, Veränderung an Gebärmutter, Eierstöcken und Blase

Katzentwist: großer Busen, Verspannung in der Brustwirbelsäule, Verstopfung, Veränderung an Gebärmutter, Eierstöcken und Blase, Ausgleich Nervensystem, Vertiefung des Atems

Mobilisation des Iliosakralgelenks: Blockade Iliosakralgelenk

Scheibenwischer-Beine: Blockade Iliosakralgelenk, verspannte Hüft- und Beckenmuskulatur

Becken klopfen: Blockade Iliosakralgelenk, verspannte Hüft- und Beckenmuskulatur

Trommelfäuste: Blockade Iliosakralgelenk

Lockern des Bindebewebes

Rückenfaszie reiben: zyklusbedingte hormonelle Veränderungen, Stress, Veränderung an Gebärmutter, Eierstöcken und Blase

Rückenfaszie zupfen: zyklusbedingte hormonelle Veränderungen, Stress, Veränderung an Gebärmutter, Eierstöcken und Blase

Schütteln: Stress, Verstopfung, allgemeines Spannungsgefühl

Tempelglocken: Stress, Verstopfung

Faszientape an Wade: Spannung in der Beinrückseite

Myofascial Release mit Faszientools

Wade ausrollen: Spannung in der Beinrückseite

Piriformis massieren: Verspannte Hüft- und Beckenmuskulatur

Scharmbein-Druck: Veränderung an Gebärmutter, Eierstöcken und Blase, Verstopfung, verspannte Hüft- und Beckenmuskulatur

Hüftknochen-Druck: Veränderung an Gebärmutter, Eierstöcken und Blase, Verstopfung, verspannte Hüft- und Beckenmuskulatur

Zwerchfell lösen: Stress, Verstopfung

Myofascial Stretch

Bewegter Hund mit faszialen Varianten: Spannung in der Beinrückseite

Gedrehter Hund mit faszialen Varianten und Kapalabhati: Spannung in der Beinrückseite, Verstopfung

Ausfallschritt kniend mit faszialen Varianten: Verspannte Hüft- und Beckenmuskulatur

Halber Spagat kniend mit faszialen Varianten: Spannung in der Beinrückseite

Knopf mit faszialen Varianten: Verspannte Hüft- und Beckenmuskulatur

Happy Baby mit faszialen Varianten: Veränderung an Gebärmutter, Eierstöcken und Blase, Verstopfung, verspannte Hüft- und Beckenmuskulatur, zyklusbedingte hormonelle Veränderungen

Nadelöhr mit faszialen Varianten: Verspannte Hüft- und Beckenmuskulatur

Seitliche Hüftdehnung mit faszialen Varianten: Verspannte Hüft- und Beckenmuskulatur

Drehung: Verspannte Hüft- und Beckenmuskulatur, Verstopfung, Stress

Scheibenwischer Knie: Verspannte Hüft- und Beckenmuskulatur

Stabilisation und Kräftigung

Unterarmstütz: Lumbale Instabilität

Seitstütz: Lumbale Instabilität

Core Stability: Füße und Beine senken: Lumbale Instabilität

Core Stability: Füße und Beine heben: Lumbale Instabilität

Fisch aktiv: großer Busen, Verspannung in der Brustwirbelsäule

Core Stability mit Gurt: Veränderung an Gebärmutter, Eierstöcken und Blase, verspannte Hüft- und Beckenmuskulatur, zyklusbedingte hormonelle Veränderungen

Core Stability mit Block: Veränderung an Gebärmutter, Eierstöcken und Blase, verspannte Hüft- und Beckenmuskulatur, zyklusbedingte hormonelle Veränderungen

Atmung und Entspannung

Sitzende Grätsche mit Bolster: Veränderung an Gebärmutter, Eierstöcken und Blase, verspannte Hüft- und Beckenmuskulatur, zyklusbedingte hormonelle Veränderungen, Verstopfung, Stress

Flankendehnung mit Bolster: verspannte Hüft- und Beckenmuskulatur, zyklusbedingte hormonelle Veränderungen, Verstopfung, Stress

Liegende Drehung mit Bolster: Veränderung an Gebärmutter, Eierstöcken und Blase, zyklusbedingte hormonelle Veränderungen, Verstopfung, Stress

Fisch mit Bolster: Stress

Wasserfall: Stress, Blockade im Iliosakralgelenk

Kindeshaltung mit Bolster und Sandsack: Veränderung an Gebärmutter, Eierstöcken und Blase, zyklusbedingte hormonelle Veränderungen, Verstopfung, Stress

Den Nacken entspannen: Stress, großer Busen, Verspannung in der Brustwirbelsäule

Entspannung in der Rückenlage: Stress

Atmung und Massage

Tiefe Bauchatmung: Veränderung an Gebärmutter, Eierstöcken und Blase, zyklusbedingte hormonelle Veränderungen, Verstopfung, Stress

Tiefe Bauchatmung mit Verstärkung: Veränderung an Gebärmutter, Eierstöcken und Blase, zyklusbedingte hormonelle Veränderungen, Verstopfung, Stress

Kapalabhati: Veränderung an Gebärmutter, Eierstöcken und Blase, zyklusbedingte hormonelle Veränderungen, Verstopfung, Stress

Um die eigene Achse drehen: Verstopfung, Stress, großer Busen, Verspannung in der Brustwirbelsäule

Atemschaukel: Veränderung an Gebärmutter, Eierstöcken und Blase, zyklusbedingte hormonelle Veränderungen, Verstopfung, Stress

Sphynx: Verstopfung, großer Busen, Verspannung in der Brustwirbelsäule

Literatur

Blum, Dr. Susan: *Autoimmunerkrankungen erfolgreich behandeln.* Kirchzarten 2019.

Clayton, Dr. Paul: *Out of the fire.* Paul Clayton Education Ltd. 2018.

Fischer, Dr. med. Ellen: *Verspannungen sanft lösen.* Hannover 2018.

Fröhlich, Valentin: *Heilsame Bewegung bei Fibromyalgie, Rheuma und chronischen Schmerzen.* Trias 2021.

Hay, Louise L.: *Heile deinen Körper.* Bielefeld 1989.

Hebgen, Eric: *Viszeralosteopathie – Grundlagen und Techniken.* Stuttgart 2004.

Hofmann, Annegret und Rolf: *Frauenmedizin – Männermedizin. Der kleine Unterschied ist grösser als gedacht.* Wien, Österreich, 2021.

Iding, Doris: *Die heilende Kraft des bewussten Atmens.* München 2004.

Kurtz, Ron: *Körperzentrierte Psychotherapie – Die Hakomi-Therapie.* Essen 1985.

Liebscher-Bracht, Roland; Bracht, Petra: *Deutschland hat Rücken.* München 2018.

Myers, Thomas W.: *Anatomy Trains – Myofasziale Leitbahnen für Manual- und Bewegungstherapeuten.* München 2015.

Northrup, Dr. Christiane: *Weisheit der Wechseljahre.* Hamburg 2016.

Northrup, Dr. Christiane: *Frauenkörper – Frauenweisheit.* Hamburg 2017.

Pohl, Helga: *Unerklärliche Beschwerden? Chronische Schmerzen und andere Leiden körpertherapeutisch verstehen und behandeln.* München 2010.

Regitz-Zagrosek, Prof. Dr. med. Vera; Schmid-Altringer, Dr. med. Stefanie: *Gendermedizin. Warum Frauen eine andere Medizin brauchen.* München 2020.

Rosenberg, Stanley; Oechsler, Rotraud: *Der Selbstheilungsnerv: So bringt der Vagus-Nerv Psyche und Körper ins Gleichgewicht.* Kirchzarten 2018.

Schleip, Robert; Findley, Thomas W.; Chaitow, Leon; Huijing, Peter A.: Lehrbuch Faszien: Grundlagen – Behandlung – Forschung. München 2014.

Schmidt, Lucia Nirmala: *Das HandHeilbuch. Einfache Übungen, um Beschwerden zu lindern, die Hände zu kräftigen und die Beweglichkeit zu erhalten.* München 2020.

Schmidt, Lucia Nirmala: *Faszien-Yoga. Gesund und vital durch ein elastisches Bindegewebe.* München 2015.

Schmidt, Lucia Nirmala: *Detox Yoga. Das 10-Tage Programm zur sanften Entgiftung.* München 2014.

Schmidt, Lucia Nirmala: *Atmen – jetzt! Heilübungen aus dem Yoga.* München 2013.

Servan-Schreiber, David: *Die neue Medizin der Emotionen.* München 2006.

Stecco, Carla: *Functional Atlas of the Human*

Fascial System. Churchill Livingstone, London, 2014.

Stechmann, Klaas: *Faszien selbst behandeln. Endlich schmerzfrei werden.* Berlin 2015.

Swami Rama: *Die Wissenschaft vom Atem.* München 2000.

Vasey, Christopher: *Das Säure-Basen-Gleichgewicht.* München 2005.

Vasey, Christopher: *Trink Wasser und bleib gesund.* Aarau, Schweiz, 2007.

Waldeyer, Anton; Mayet, Anton: *Anatomie des Menschen 1.* Berlin, 1993.

William, Anthony: *Mediale Medizin. Der wahre Ursprung von Krankheit und Heilung.* München 2016.

William, Anthony: *Medical Food. Warum Obst und Gemüse als Heilmittel potenter sind als jedes Medikament.* München 2017.

Wissenschaftliche Studien zu Faszien, Rückenschmerz und Hormonen

Pavan PG, Stecco A, Stern R, Stecco C: Painful connections: densification versus fibrosis of fascia. Curr Pain Headache Rep. 2014;18(8):441. doi: 10.1007/s11916-014-0441-4.PMID: 25063495 Review (abgerufen am 6. Juli 2022).

Langevin HM, Fox J, et al.: Reduced thoracolumbar fascia shear strain in human chronic low back pain. https://pubmed.ncbi.nlm.nih.gov/21929806/ (abgerufen am 6. Juli 2022).

Langevin HM: Fascia Mobility, Proprioception, and Myofascial Pain. Life (Basel). 2021 Jul 8;11(7):668. doi: 10.3390/life11070668.PMID: 34357040 Free PMC article. Review (abgerufen am 6. Juli 2022).

Wilke J, Macchi V, De Caro R, Stecco C: Fascia thickness, aging and flexibility: is there an association? J Anat. 2019 Jan;234(1):43–49. doi: 10.1111/joa.12902. Epub 2018 Nov 11.PMID: 30417344 (abgerufen am 6. Juli 2022).

Wilke J, Schleip R, Klingler W, Stecco C: The Lumbodorsal Fascia as a Potential Source of Low Back Pain: A Narrative Review. Biomed Res Int. 2017;2017:5349620. doi: 10.1155/2017/5349620. Epub 2017 May 11. PMID: 28584816 (abgerufen am 6. Juli 2022).

Stecco A, Gesi M, Stecco C, Stern R: Fascial components of the myofascial pain syndrome. Curr Pain Headache Rep. 2013 Aug;17(8):352. doi: 10.1007/s11916-013-0352-9.PMID: 23801005 (abgerufen am 6. Juli 2022).

Stecco A, Stern R, Fantoni I, De Caro R, Stecco C: Fascial Disorders: Implications for Treatment. PM R. 2016 Feb;8(2):161–8. doi: 10.1016/j.pmrj.2015.06.006. Epub 2015 Jun 14.PMID: 26079868 (abgerufen am 6. Juli 2022).

Fede C, et al.: »Hormone receptor expression in human fascial tissue.« EJH60, no. 4 (2016). https://pubmed.ncbi.nlm.

nih.gov/28076930/ (abgerufen am 6. Juli 2022).

Romani W, et al.: »The correlations between estradiol, estrone, estriol, progesterone, and sex hormone-binding globulin and anterior cruciate ligament stiffness in healthy, active females.« JWH12, no. 3 (2003): 287–298. https://pubmed.ncbi.nlm.nih.gov/12804359/ (abgerufen am 6. Juli 2022).

Shockett S, Findley T: »Findings from the Frontiers of Fascia Research: Insights into ›innerspace‹ and Implications for Health.« J Body Mov Ther23 (1): 101–107. https://pubmed.ncbi.nlm.nih.gov/30691735/ (abgerufen am 6. Juli 2022).

Copas P, et al.: »Estrogen, progesterone, and androgen receptor expression in levator ani muscle and fascia.« JWH & gen-based med10, no. 8 (2001): 785–795. https://pubmed.ncbi.nlm.nih.gov/11703891/ (abgerufen am 6. Juli 2022).

Moalli P, et al.: »Impact of menopause on collagen subtypes in the arcus tendineous fasciae pelvis.« Am J OBGYN190, no. 3 (2004): 620–627. https://pubmed.ncbi.nlm.nih.gov/15041990/ (abgerufen am 6. Juli 2022).

Vita M, et al.: »Influence of female hormones on fascia elasticity: An elastography study.« Clinical Anatomy (2019). https://pubmed.ncbi.nlm.nih.gov/31314923/ (abgerufen am 6. Juli 2022).

Pavan PG, Stecco A, Stern R, Stecco C: »Painful connections: densification versus fibrosis of fascia.« Current pain and headache reports18, no. 8 (2014): 441. https://pubmed.ncbi.nlm.nih.gov/25063495/ (abgerufen am 6. Juli 2022).

Liptan GL: »Fascia: A missing link in our understanding of the pathology of fibromyalgia.« J body mov ther14, no. 1 (2010): 3–12. https://pubmed.ncbi.nlm.nih.gov/20006283/ (abgerufen am 6. Juli 2022).

Chung-Hsun Chang, Wen-Chung Tsai, Miao-Sui Lin, Ya-Hui Hsu, and Jong-Hwei Su Pang: »The Promoting Effect of Pentadecapeptide BPC 157 on Tendon Healing Involves Tendon Outgrowth, Cell Survival, and Cell Migration.« Journal of Applied Physiology110 (3) (2011): 774–780. doi:10.1152/japplphysiol.00945. 2010 (abgerufen am 6. Juli 2022).

Gwyer D, Wragg N, Wilson S: »Gastric Pentadecapeptide Body Protection Compound BPC 157 and its Role in Accelerating Musculoskeletal Soft Tissue Healing.« Cell and Tissue Research377 (2) (2019): 153–159. doi:10.1007/s00441-019-03016-8. https://www.ncbi.nlm.nih.gov/pubmed/30915550 (abgerufen am 6. Juli 2022).

Wilke J, et al.: The Lumbodorsal Fascia as a Potential Source of Low Back Pain: A Narrative Review (2017). https://pubmed.ncbi.nlm.nih.gov/28584816/ (abgerufen am 6. Juli 2022).

Wilke J, et al.: Remote effects of lower limb

stretching: preliminary evidence for myofascial connectivity? (2016). https://pubmed.ncbi.nlm.nih.gov/27124264/ (abgerufen am 6. Juli 2022).

Langevin HM, et al.: Reduced thoracolumbar fascia shear strain in human chronic low back pain (2011). https://pubmed.ncbi.nlm.nih.gov/21929806/ (abgerufen am 6. Juli 2022).

Mense S: Innervation of thoracolumbar fascia (2019). https://pubmed.ncbi.nlm.nih.gov/31579474/ (abgerufen am 6. Juli 2022).

Hoheisel U, et al.: Innervation changes induced by inflammation of the rat thoracolumbar fascia (2015). https://pubmed.ncbi.nlm.nih.gov/26003735/ (abgerufen am 6. Juli 2022).

Tuckey B, et al.: Impaired Lymphatic Drainage and Interstitial Inflammatory Stasis in Chronic Musculoskeletal and Idiopathic Pain Syndromes: Exploring a Novel Mechanism (2021). https://www.frontiersin.org/articles/10.3389/fpain.2021.691740/full (abgerufen am 6. Juli 2022).

Casato G, et al.: Role of fasciae in nonspecific low back pain (2019). https://pubmed.ncbi.nlm.nih.gov/31579477/ (abgerufen am 6. Juli 2022).

Klyne DM, et al.: Does the Interaction between Local and Systemic Inflammation Provide a Link from Psychology and Lifestyle to Tissue Health in Musculoskeletal Conditions? (2021). https://pubmed.ncbi.nlm.nih.gov/34298917/ (abgerufen am 6. Juli 2022).

Stecco A, et al.: Ultrasonography in myofascial neck pain: randomized clinical trial for diagnosis and follow-up (2014). https://pubmed.ncbi.nlm.nih.gov/23975091/ (abgerufen am 6. Juli 2022).

Sinhorim L, et al.: Potential Nociceptive Role of the Thoracolumbar Fascia: A Scope Review Involving In Vivo and Ex Vivo Studies (2021). https://pubmed.ncbi.nlm.nih.gov/34640360/ (abgerufen am 6. Juli 2022).

Franklyn-Miller A, et al.: The Strain Patterns of the Deep Fascia of the Lower Limb, 2009, Fascia Research 11: Basic Science and Implications for Conventional and Complementary Health Care. https://www.semanticscholar.org/paper/The-Strain-Patterns-of-the-Deep-Fascia-of-the-Lower-Falvey-Clark/616c139d2c675c8871ebb71d7c243eae4aa14ba2 (abgerufen am 6. Juli 2022).